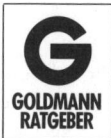

Buch

Immer mehr Frauen suchen Fitneß-Studios auf. Zwar wächst auch stetig die Teilnehmerzahl bei Bodybuilding-Wettkämpfen für Frauen. Aber gerade bei vielen Frauen ist verständlicherweise die Befürchtung sehr stark, durch das Krafttraining zu muskulös zu werden. Norbert Traeder geht daher detailliert auf Rolle und Bedeutung des Frauen-Kraftsports ein und setzt sich – aus der Perspektive eines erfahrenen Fitneß-Trainers – mit den tiefverwurzelten Vorurteilen über die »unweibliche Muskelfrau« auseinander. Dabei kommen nicht nur die Besonderheiten des weiblichen Körpers und der weiblichen Seele zur Sprache, sondern Norbert Traeder legt den Begriff »Fitneß« auch sehr weit aus: Neben dem reinen Sporttraining gilt es, die Ernährung, die Lebensweise insgesamt, das Selbstverständnis und die gesellschaftlich geprägten Rollenerwartungen zu berücksichtigen.

Dieses Buch behandelt ausführlich die ernährungsphysiologische Seite des Fitneßsports und sagt, wie man sein Training durch eine gezielte Ernährung unterstützen kann. Neben dem Training mit Gewichten für bestimmte Körperpartien und Muskelgruppen wird auch das aerobische Training beschrieben. Interessant und in diesem Zusammenhang völlig neu sind die Vorschläge zum Partnertraining und die Anregung, Yogaübungen in das Fitneßprogramm einzubauen. Fragen, die speziell Frauen betreffen, sowie Tips zur Körperpflege runden dieses Handbuch ab.

Autor

Norbert Traeder, Jahrgang 1962, hat 1978 mit dem Bodybuilding-Training begonnen und 1980 die Prüfung als Bodybuilding-Trainer abgelegt. Danach arbeitete er hauptberuflich in einem Fitneß-Center; heute hält er Seminare, in denen Fitneß- und Bodybuilding-Trainer ausgebildet werden.

Als Wettkampf-Bodybuilder nahm er erfolgreich an nationalen und internationalen Meisterschaften in den Jahren 1980 bis 1983 teil und errang 1983 den Titel des Vize-Europameisters der Junioren.

Von Norbert Traeder ist außerdem im Goldmann Verlag erschienen:

Das Bodybuilding-Handbuch. (10443)

NORBERT TRAEDER

Das Figur- und Fitneß-Handbuch für Frauen

GOLDMANN VERLAG

Originalausgabe

Die Fotos stammen von Margret Ruch und Franz-Josef Greiffer

Der Goldmann Verlag
ist ein Unternehmen der Verlagsgruppe Bertelsmann

Made in Germany · 3/89 · 1. Auflage
© 1989 by Wilhelm Goldmann Verlag, München
Umschlaggestaltung: Design Team München
Umschlagfoto: Botch Martin, The Image Bank, München
Satz: Uhl + Massopust, Aalen
Druck: Presse-Druck, Augsburg
Verlagsnummer: 10452
Redaktion: Gundel Ruschill
Lektorat: Johannes Jacob
Herstellung: Ludwig Weidenbeck
ISBN 3-442-10452-1

Inhalt

Vorwort	7
Das Frauen-Fitneßtraining	9
Warum Bodybuilding für Frauen?	9
Sie haben sich zum Training entschlossen: Was erwartet Sie, was können Sie erwarten?	13
Ansichten, Vorurteile, Probleme	16
Kraftsport für das »schwache« Geschlecht oder: Was hat Bodybuilding mit Sexismus zu tun?	19
Der weibliche Körper – Besonderheiten in bezug auf ein Bodybuilding- und Fitneßtraining	24
Die »Amazone«: Versuch einer etwas anderen Typisierung	32
Ernährung	37
Wissenswertes zum Energiebedarf	38
Ernährung zur Energieversorgung	39
Körpergewicht	41
Diät	44
Gewichtsreduktion – eine Frage der Geduld	45
Fit mit Gewichtetraining	49
Tips für Anfänger	49
Ernährung im Training	51

Selbsteinschätzung – Selbstmotivation	52
Und noch einmal Besonderheiten: Muß eine Frau anders trainieren als ein Mann?	53
Ihr Grundübungsprogramm	57
Trainingsstruktur – Trainingsaufbau – Trainingsprinzipien	98
Intensitätstraining	103
Die besten Übungen für ein elastisches Rückgrat	105
Übungen für einen starken Rücken	111
Wie Sie Rückenschmerzen vorbeugen: Auf Ihre Haltung kommt es an	116
Und wenn Sie Rückenschmerzen haben: Was kann helfen?	124
Übungen für Gesäß und Hüften	128
Zwei Wege zu perfekten Beinen	135
Aerobisches Training im Bodybuilding	138
Training zu zweit: Partnerübungen	142
Kann man mit Bodybuilding Geld verdienen?	172

Fit mit aerobischem Training 179

Was haben Gewichte darin zu suchen?	179
Sie brauchen Kraft	182
Aerobic	187
Aerobische Aktivitäten im Überblick – Wählen Sie aus	193

Yoga für die Fitneß 199

Was ist Zellulitis, und was können Sie dagegen tun? 205

Frauenkrankheit Osteoporose 207

Tips zur Körperpflege 211

Danksagung 219

Vorwort

Trotz der zahlreichen ausgezeichneten Artikel und Bücher über Fitneßtraining und Bodybuilding hat die überwiegende Mehrheit der Frauen, die ein Fitneß- und Bodybuildingtraining anfängt, keine realistische Vorstellung davon, was sie vom Fitneßtraining erwarten kann. Immer wieder werden mir dieselben Fragen gestellt:

Wie oft soll pro Woche trainiert werden? Wie viele Übungen sollen absolviert werden? Wie viele Sätze? Wie viele Wiederholungen? Wieviel Gewicht ist am besten? Wie lange sollte jeweils trainiert werden? Wird man stärker werden? Verliert man sein gutes Äußeres und seine natürliche Fraulichkeit? Bekommt man zuviel Muskeln? Kann man mit Fitneßtraining nur die Figur straffen?

Die meisten mit einem Fitneßtraining nicht vertrauten Frauen sorgen sich vor allem um drei Dinge: Schönheit bzw. Fraulichkeit, Muskelmasse und Kraft. Wenn diese Dinge geklärt sind, fragen sie nach Trainingstagen, Gewichten, Sätzen, Übungen und Wiederholungen.

Es gibt für die Begriffe Schönheit und Fraulichkeit viele Definitionen und Bedeutungen. Schönheit als Idealvorstellung ist Geschmackssache und Moden unterworfen. Fraulichkeit bzw. Weiblichkeit bedeutet, eine Frau zu sein, und zwar im Sinne der geschlechtlichen Identität. Fitneßtraining verändert bei niemandem das Geschlecht.

Ihr Körper ist schön, wenn er effizient ist, gesund, trainiert und frei von überflüssigen, belastenden Pfunden. Sie sind schön, wenn Sie sich schön bewegen und Ruhe, Gelassenheit und Selbstvertrauen ausstrahlen.

Und Bodybuilding, als Bestandteil des Fitneßtrainings, ist die beste Möglichkeit, sowohl das eine wie auch das andere zu bekommen. Es ist die einzige Sportart, mit der man neue, attraktive Konturen entwickelt und das Verhältnis von Muskelsubstanz zu Fett deutlich verbessert. Im Fitneßtraining kann man nichts beschönigen oder verstecken. Es gibt nichts als Ihren Körper. Wahre Schönheit ist einfach keine Sache von Kosmetik, Silikoneinlagen oder modischer Kleidung, mit dem man zwar einiges erreicht, im allgemeinen aber die Grundmängel nur kaschiert und nicht behebt.

Beim Fitneßtraining verstecken Sie Ihr wahres Selbst nicht – Sie blühen auf!

Gesellschaftliche Maßstäbe für Weiblichkeit und Schönheit verändern sich im Lauf der Zeit. Vor Jahrhunderten galten Frauen als schön und als Verkörperung echter Weiblichkeit, die man heute für fettleibig und übergewichtig hält. Bis vor kurzem waren es die superdünnen Fotomodelle, die die bewundernden Blicke auf sich zogen, mittlerweile in zunehmendem Maße abgelöst von den wohlproportionierten, durchtrainierten Frauen. Und neuerdings hört man sogar, daß es nunmehr die ganz »Drallen« seien, die ein »wahres Männerherz« höherschlagen ließen.

Vielleicht kommen wir einmal so weit, unser Schönheitsideal nicht mehr mit »dick« oder »dünn«, sondern mit »gesund«, »Ausstrahlung«, »Kraft« u. ä. zu beschreiben, ein Schönheitsideal, dem jede Frau in jedem Alter gerecht werden kann, entsprechend ihren individuellen Voraussetzungen, Wünschen und Bedürfnissen.

Das Frauen-Fitneßtraining

Warum Bodybuilding für Frauen?

Emanzipation macht nicht halt beim Kopf. Frauen leben heute körperbewußter denn je. Sie trimmen sich fit, strecken die Glieder und trainieren ihre Muskeln.

Die neue Devise heißt nicht, Hungern macht die Frauen schlank, sondern Sport bringt sie in Form.

Wer mit seinem Körper zufrieden ist, der hat einen großen Schritt getan, mit sich im ganzen zufrieden zu werden.

Viele Frauen haben bereits entdeckt, daß Bodybuilding ein sicherer Weg zu einer besseren Figur ist.

Sie alle fühlen sich um so besser, je besser sie aussehen; und je besser sie sich fühlen, desto besser können sie mit allen Aspekten des Lebens umgehen: in der Partnerschaft wie in der Familie, im Beruf oder in geschäftlichen Unternehmungen.

Stabilere Gesundheit und allgemeines Wohlbefinden sind weitere wichtige Gründe, warum immer mehr Frauen Gewichte bewegen.

Bodybuilding entwickelt unter anderem stärkere und elastischere Muskeln, mehr Durchhaltevermögen und ist nachgewiesenermaßen eine ausgezeichnete Möglichkeit, sein Körpergewicht unter Kontrolle zu bringen und zu halten.

Bodybuilding-Training, kombiniert mit richtiger, vollwerter Ernährung, anderen sportlichen Betätigungen und insgesamt einer vernünftigen Lebensweise, hilft Ihnen, Ihre Gesundheit zu erhalten und zu verbessern und Ihre Lebenserwartung zu steigern.

Bodybuilding für Frauen ist ein verhältnismäßig junges Phänomen – sogar das Bodybuilding an sich gibt es noch nicht lange. Gewichtheben und Gewichtstraining wurden zwar schon in alten Zeiten betrieben, aber das, was wir heute »Bodybuilding« nennen, wurde in den dreißiger Jahren ins Leben gerufen und begann erst in den vierziger Jahren eine gewisse Verbreitung zu finden. In diesen beiden Jahrzehnten begannen die Pioniere des Bodybuilding jene Techniken auszuklügeln, die solche imponierend geformten Körper hervorbrachten, wie wir sie heute bei Spitzenbodybuildern bewundern können. Auch eine Handvoll mutiger Frauen wagte sich bereits in dieser Zeit an Bodybuilding heran, konnte aber natürlich nicht unter vergleichbaren wissenschaftlich fundierten Bedingungen und sozial einigermaßen akzeptiert trainieren wie ihre Geschlechtsgenossinnen von heute. Man(n) stellte sich die Frau eher schwach vor – vielleicht um sich doppelt stark fühlen zu können?

Die längst fällige Demontage geschlechtsspezifischer Stereotypen und Verhaltensmuster in den letzten zwanzig Jahren hat den Frauen die Möglichkeit eröffnet, sich in Rollen und Verhaltensweisen zu erproben, die früher für sie tabu waren. Inzwischen haben die Frauen größere Unabhängigkeit und ein besseres Bewußtsein (auch ein anderes Körperbewußtsein) ihrer selbst erworben, und immer mehr machen die Erfahrung, daß Bodybuilding ihnen hilft, diese wichtigen Persönlichkeitsqualitäten beizubehalten und weiterzuentwickeln.

Wie sieht das nun heute aus; warum kommen die Frauen unseres Jahrzehnts in Bodybuilding- und Fitneßstudios?

Nach meiner Erfahrung beginnen die meisten Frauen aus ein und demselben Grund Eisen zu stemmen – sie wollen ihre körperliche Gesamterscheinung verbessern. Wichtig werden dann das positive Erleben, die positiven Gefühle, die sich in diesem Veränderungsprozeß einstellen und ihn zugleich stimulieren. Jede Frau ist sich ihrer körperlichen Erscheinung bewußt, und jede weiß inzwischen auch (mag man dazu stehen, wie man will), daß gutes Aussehen und eine positive Ausstrahlung gesellschaftlich honoriert werden.

Im allgemeinen legen Frauen viel mehr Wert auf ihr Äußeres als Männer, aber auch unter diesen kann man in zunehmendem Maße dieses »weibliche« Phänomen beobachten. Es ist interessant und aufschlußreich, diese »Verwischung« der von Natur aus doch angeblich so starren Grenzen mitzuerleben, die nicht beim Sport haltmacht und natürlich auch nicht dort beginnt.

Einer der interessantesten Gesichtspunkte des Bodybuildings für Frauen ist folgender: Das Resultat der Stimulation des Körpers durch richtige Ernährung und Training zum Aufbau, zur Formung und zur Kräftigung der Muskeln wird von der Natur bestimmt, und ganz bestimmt nicht von der Mode.

Über Bodybuilding kann man sein Nervensystem in einer Sprache ansprechen, die es versteht. Bodybuilding bietet Ihnen die Möglichkeit, einen biologischen Code zu knacken und Ihr biologisches Programm umzustellen.

Es gibt Ihnen Kontrolle über Bereiche, die sich früher Ihrem Einfluß entzogen.

In der Vergangenheit (und auch heute noch) haben Frauen vorwiegend mit kosmetischen Mitteln versucht, sich attraktiv zu machen – eine bestimmte Kleidung, das richtige Make-up usw.

Eine aktive, sportliche oder gar muskulöse Frau galt als unweiblich. Allzu viele Frauen hielten sich als Zwanzig- oder Dreißigjährige an die herrschenden Konventionen und fanden sich als Vierzigjährige mit einem traurig verkümmerten Körper wieder.

Es ist nichts Feminines und Anziehendes an einem Körper, der fett, formlos und schlaff geworden ist.

Bodybuilding verlängert Ihre Jugend – zumindest erhält es Ihnen die Spannkraft und den Körperbau, mit dem Sie Jugend identifizieren und verzögert den natürlichen Alterungsprozeß.

Frauen haben schon länger die wunderbaren Vorzüge sportlicher Betätigung entdeckt, aber sie sind gerade dabei, die einzigartigen Möglichkeiten des Bodybuildings kennenzulernen.

Jede Art sportlichen Trainings tut Ihnen gut, aber nur mit Bodybuilding können Sie Ihren Körperbau gezielt beeinflussen.

Mit zunehmendem Alter schrumpfen die Muskeln. Ihre Körperstruktur verändert sich, weil Sie Muskelgewebe verlieren, Fett ansetzen und dieses langsamer abbauen. Aerobisches Training (also Sportarten wie Laufen, Schwimmen) kann diesen Prozeß nicht umkehren, Diät genausowenig.

Die einzige Möglichkeit ist das Bodybuilding-Training mit schrittweise erhöhten Widerständen.

Es gibt auch Frauen mit ungewöhnlich guter Veranlagung zum

Muskelaufbau, Frauen, die Bodybuilding über die Ziele von Fitneß und allgemeiner Konditionierung hinaus als Leistungssport betreiben. Sie widmen sich der vollkommenen ästhetischen Entwicklung ihrer Körper und formen ihre Muskelgruppen zu einem ausgewogenen, wohlproportionierten Gesamtkunstwerk. Im allgemeinen ist das ein Prozeß, dem nicht nur ein Teil der Freizeit, sondern das gesamte Leben untergeordnet werden muß und wird.

Allerdings ist nur ein verschwindend geringer Teil von Frauen (oder Männern) bereit, die Strapazen einer solchen Aufgabe auf sich zu nehmen. Gleichgültig, ob wir die Entwicklung der Bodybuilding-Profis bewundern mögen oder nicht, die meisten von Ihnen werden nie auch nur annähernd in der Lage sein (und wohl auch nicht sein wollen), diesen Weg einzuschlagen.

Aber Sie könnten von diesen Sportlern lernen. Vielleicht möchten Sie eines Tages, wenn Sie Freude am Bodybuilding gewonnen haben und erste Resultate sehen, einmal ihre Trainingspläne kopieren und sich ihre Kenntnisse über Ernährung und Lebensgewohnheiten zunutze machen. Das läßt Sie mit Gewißheit noch lange nicht zur »Muskelfrau« werden, sondern könnte wertvoller Bestandteil Ihres individuellen Bodybuilding- und Fitneßprogramms sein.

Bodybuilding ist nicht Gewichtheben. Beim Bodybuilding dienen die Gewichte oder die Widerstände, die eine Maschine bietet, der Stimulierung der Muskeln. Außerdem kombiniert man gezielte Trainingstechniken mit einer gesunden Ernährungsweise und anderen (aerobischen) sportlichen Aktivitäten, um optimales Muskelwachstum bei minimalem Fettanteil und eine insgesamt bessere Fitneß zu erzielen.

Viele Frauen befürchten also, durch ein Bodybuildingtraining übermäßig muskulös zu werden. In der Praxis ist es aber für die meisten Menschen äußerst schwierig, sehr große Muskeln aufzubauen, gleichgültig, welchen Geschlechts sie sind. Frauen haben aber zudem noch weniger Muskelgewebe und einen anderen Hormonhaushalt als Männer, deshalb ist es für sie besonders schwer, rasch Muskelmasse zu entwickeln. Vergessen Sie auch nicht, daß der Prozeß umkehrbar ist. Sollten Sie zum Beispiel meinen, Sie wären zu muskulös, brauchen Sie nur weniger zu trainieren, und das Zuviel an Muskelmasse verschwindet sehr schnell.

Genauso können Sie mit gezieltem Training bestimmte Körperbereiche (die berühmt-berüchtigten »Problemzonen«) relativ isoliert bearbeiten.

Sie haben sich zum Bodybuilding und Fitneßtraining entschlossen.
Was erwartet Sie, was können Sie erwarten?

Ich habe eigentlich behauptet, daß das Bodybuilding-Training das perfekte Gegenmittel für eine ganze Reihe von Problemen ist, sowohl körperlicher als auch seelischer Herkunft. Mit Ihrem Training werden Sie schnell und wirksam Ihr Aussehen, Ihre Gesundheit, Ihre körperliche Fitneß und Ihre Einstellung zum Leben verändern, d. h. Ihre körperliche *und* seelische Kraft wird wachsen. Das ist eine ganze Menge, werden Sie sicher denken.

Und auch: Ist das überhaupt mit Sporttreiben, über diese Sportart möglich? Und wenn ja, wie?

Auf genau diese Fragen möchte ich versuchen, mit meinem Buch Antwort zu geben.

Was werden Sie also erleben, wenn Sie sich wirklich zum Bodybuilding, zum Fitneßtraining entschlossen haben; womit können Sie ganz realistisch rechnen, womit nicht.

Wahrscheinlich werden Sie zunächst bemerken, daß Sie keine Angst mehr vor der Badezimmerwaage haben. Vielleicht haben Sie schon jahrelang Diäten ausprobiert und die Einschätzung und Kontrolle Ihres körperlichen Zustands einem Gerät überlassen, das Pfunde mißt und nicht das *Verhältnis von Muskeln und Fett*, und ganz bestimmt nicht die psychische Last, die Körperpfunde um ein Dreifaches schwerer wiegen läßt.

Bodybuilderinnen kümmern sich nicht um die Waage, solange sie Fett abbauen und mit Muskelgewebe ersetzen und so ihr Aussehen verbessern.

Auch Sie konzentrieren sich jetzt auf Form und ausgewogene Ernährung und halten das unter Kontrolle (das kontrollierte Verhalten und Leben wird dann nach und nach abgelöst werden von einem fast automatischen Einhalten eines bestimmten Lebensstils insgesamt – ich habe ihn an anderer Stelle einmal »Bodybuilding-

Lebensstil« genannt –, von einem wirklichen tiefen Bedürfnis, nach diesen Regeln zu leben).

Mit dem Verzicht auf heilversprechende modische Diätkuren verbessern sich Ihre Ernährungsgewohnheiten ganz von selbst. Sie lernen, die Proteine, Kohlehydrate und Fette Ihrer Mahlzeiten ausgewogen zusammenzustellen und *mit Genuß* zu essen, statt mit Schuldgefühlen, weil Sie den erprobten Ernährungsprinzipien des Bodybuildings vertrauen können.

Bald werden Sie sogar *mehr essen* können (und müssen) als früher, weil Sie beim Training soviel Kalorien verbrennen, die Sie wieder mit der Nahrung aufnehmen müssen, um nicht am Ende mit weniger Muskeln (deren Substanz der Körper sich ja bedient, wenn die Fettreserven aufgebraucht sind) dazustehen als vorher.

Sie werden in der Lage sein, Ihrem Körper jede gewünschte Form zu geben und unterentwickelten Körperteilen zu ästhetischen Proportionen zu verhelfen. Problematische Bereiche werden Sie gezielt bearbeiten können, denn Sie kennen sich aus und wissen, mit welchen Resultaten wann zu rechnen ist.

Heutzutage kann eine Frau gezielt ihren Oberschenkelumfang verringern (oder vergrößern), auf einen flachen Bauch hintrainieren oder wunderbare Muskeln an Bauch und Taille entwickeln. Sie kann Arme kräftigen, die vielleicht ehemals an Zahnstocher erinnerten, oder die Ausmaße ihres Pos beeinflussen, indem sie Fett abbaut, sein altersbedingtes »Gefälle« mit bestimmten Übungen verhindern oder in Grenzen halten.

Bodybuilderinnen leben – wie gesagt – fast automatisch gesünder. Trainierende Frauen reduzieren ihren Zigaretten- und Alkoholkonsum von selbst, sobald sie merken, wie schlecht sich diese Gewohnheiten auf ihr Training auswirken. Unbewußt oft fällt die Entscheidung, keinen oder wenig Alkohol zu trinken und das Rauchen ganz aufzugeben. Die Erinnerung daran, wie schwer es ist, mit einem Kater oder einem gewissen Blutalkoholspiegel zu trainieren, läßt sie denken: »Ich hab' jetzt keine Lust auf Alkohol.« Doch der eigentliche Grund ist wahrscheinlich wirklich das unterschwellige Wissen, daß sie beim Training wesentlich besser vorankommen, wenn sie es mit klarem Kopf angehen und mit entsprechend leichterem Körper betreiben.

Die größere Körperkraft ist ein weiterer unschätzbarer Vorteil, den man mit Bodybuilding- und Fitneßtraining gewinnt. Immer war das »schwache Geschlecht« auch dadurch gehandicapt, daß Frauen aus Mangel an Körperkraft bestimmte Arbeiten nicht selbst verrichten konnten.

Das bringt mich auf einen der angenehmsten Aspekte des Bodybuildings: Frauen, die Bodybuilding betreiben und sich um Fitneß bemühen, wirken viel, viel anziehender. Vielleicht liegt das an den deutlicheren Körperkonturen, der neuen Geschmeidigkeit, der nicht zu übersehenden Anmut, die stolz einhergetragen werden. Natürlich sind alle Kurven vorhanden, aber sie werden noch sehr schön von Muskeln akzentuiert. Natürlich ist der Körper weiter zart, aber die Haltung hat sich verändert.

Ich habe, um mein Empfinden zu überprüfen, während meiner Berater- und Trainerarbeit viele Frauen danach gefragt, und wirklich alle haben es mir bestätigt.

Aber körperliche Anziehungskraft allein – und damit sage ich Ihnen bestimmt nichts Neues – ist nicht genug. Bodybuilding-Training verleiht Ihnen darüber hinaus Selbstvertrauen, ein Gefühl des »Ich bin unabhängig, ich bin schön, ich weiß, daß ich das alles bin und wer ich bin und was ich will«.

Ihre männlichen Partner oder Gegenüber merken sehr schnell, daß Sie nicht ausgenutzt werden wollen, daß Sie nicht jemanden suchen, der Ihr Leben bestimmt oder Sie aus einer als einsam und kraftlos empfundenen Existenz herausholt.

Bodybuilderinnen sind selbstsicher und wissen, daß sie ihr Leben meistern können, wenn es sein muß auch allein, weil sie im wahrsten Sinne des Wortes die Kraft dazu haben.

Ein richtig und konsequent betriebenes Bodybuilding- und Fitneßtraining gibt Frauen die Gewißheit, daß sie mit dem Älterwerden nicht unabwendbar unattraktiv werden, ganz im Gegensatz zu dem weitverbreiteten Irrtum, daß es allein die Männer sind, die mit 40 in die besten Jahre kommen.

Mit großer Wahrscheinlichkeit ist das auch ein wichtiger Grund dafür, warum viele Frauen erst in reiferen Jahren zu den Gewichten greifen.

Ansichten, Vorurteile, Probleme

Es wäre unzutreffend zu sagen, das Frauen-Bodybuilding sei von Mythen durchsetzt, aber es ist eine ganze Reihe von Märchen in Umlauf, die einer Richtigstellung bedürfen.

Gelenkschäden

Frauen betreiben seit Jahren Bodybuilding und Gewichttraining. *Im Schnitt* leiden sie nicht mehr unter Gelenkschäden als Männer. Frauen haben aber schmalere Schultergürtel und sind deshalb wahrscheinlich anfälliger für Verletzungen der Schultergelenke. Sie sollten also bei Hebebewegungen über den Kopf vorsichtig sein. Bodybuilderinnen heben selten sehr schwere Gewichte in wenigen Wiederholungen wie ihre männlichen Sportkollegen oder Gewichtheber und Kraftdreikämpfer. Frauen trainieren mit mehr Wiederholungen, um den Blutfluß zu den Gelenken und den umliegenden Bändern anzuregen und dadurch ihre Gelenke zu kräftigen. Einige Frauen, die untergewichtig sind und trainieren, laufen Gefahr, Calzium aus den Knochen zu verlieren. Gewichttraining beugt solchem Verlust vor.

Unterschiedliche Übungen

Frauen sollten mit denselben Übungen trainieren wie Männer. Sie sollten auch genauso hart trainieren wie Männer. Frauen ziehen aus denselben Übungen denselben Nutzen. Vielleicht reagieren sie etwas anders, aber sie reagieren. Nehmen wir zum Beispiel Bankdrücken und Kniebeugen. Frauen erzielen mit Kniebeugen sehr gute Resultate. Aufgrund ihres breiteren Beckens können sie in diesem Bereich gut Kraft entwickeln. Andererseits fällt es ihnen wegen ihrer schmaleren Schultern schwerer, Masse und Kraft am Oberkörper zuzulegen.

Kraft und Muskelmasse

Manche Frauen fürchten, durch Bodybuilding ein Muskelpaket zu werden. Andere wiederum sind davon überzeugt, mit Bodybuilding keine wesentlich stärkeren oder größeren Muskeln aufbauen zu können.

Beide Annahmen sind falsch und beruhen auf Unkenntnis oder auf irrealen Vorstellungen davon, was Bodybuilding zu leisten imstande ist und was es überhaupt – speziell bei Frauen – leisten soll.

Der spezifisch weibliche Hormonhaushalt verhindert ein mit den männlichen Muskeln vergleichbares Wachstum, jedoch nicht eine Veränderung der Muskulatur überhaupt.

Bodybuilding macht Ihren Körper straff, fit und stark und gibt Ihren Muskeln eine schöne Formung.

Der Anteil der Frauen, der mittlerweile Gewichte bewegt – im Fitneßtraining wie im Wettkampf –, ist der beste Beweis dafür, daß es sich bei diesen Ansichten wirklich nur um Märchen handelt.

Verlust an Weiblichkeit

Die Legende, nach der Sie durch intensives Fitneßtraining, speziell durch Bodybuilding, Ihre Fraulichkeit einbüßen, ist wohl am weitesten verbreitet und hält sich am hartnäckigsten (interessanterweise unter Frauen nicht weniger als unter Männern).

Nach fünf Jahren Training zum Beispiel werden Sie nicht weniger fraulich aussehen und sein als zu Beginn Ihres Fitneßlebens, im Gegenteil: Sie werden sich als stärkere und sowohl körperlich besser entwickelte als auch innerlich gereifte Frau erleben. Kraft oder weniger Kraft, wenig Muskeln oder mehr Muskeln sind kein Indiz für weiblich oder unweiblich. Wenn Sie Ihr Gewichtstraining einstellen würden (was schade wäre), wären Sie zwar bald eine körperlich schwächere Frau, aber Sie wären immer noch eine Frau. Bodybuilding verwandelt Sie nicht in einen Mann.

Ihr *Geschlechtsverhalten*, Ihre Besonderheiten als Frau ändern sich nicht durch Fitneß- und Gewichtstraining in Richtung »männlich« und werden auch nicht durch Training begründet und festgelegt. Sie und ich wissen, daß diese Dinge eine Frage des vorherrschenden gesellschaftlichen Verständnisses davon sind und – last but not least – eine Frage dessen, wie Sie sich selber sehen und sehen wollen. Und aus der Diskrepanz, die oft zwischen beiden »Sichtweisen« besteht, ergeben sich m. E. diese teilweise merkwürdigen

Vorstellungen und Ängste (sowohl bei den Frauen als auch bei den Männern), wenn Frauen sich plötzlich an »Männergewichte« wagen.

Lassen Sie sich also bitte nicht in Ihrem Selbstgefühl als sehr weibliches Wesen irritieren, sondern genießen Sie lieber Ihre dazugewonnenen Kräfte. Sie werden staunen, wie das auf Ihre Umwelt wirkt.

Störungen im Menstruationszyklus

Ein vernünftig betriebenes Bodybuilding- und Fitneßtraining wird auch nicht, wie gelegentlich befürchtet, zu Störungen im Menstruationszyklus führen. Sie sollten aber wissen, daß es im Leistungssport oder im extrem intensiv geführten Krafttraining unter Umständen dazu kommen kann, und zwar bei raschem Fettabbau und dem daraus resultierenden zeitweise sehr niedrigen Fetthaushalt.

Bisher gibt es auch keine Hinweise darauf, daß bei einer auf Fitneß trainierenden Bodybuilderin eine Beeinträchtigung der Fortpflanzungsfunktionen erwartet werden muß.

Natürlich werden Sie, wenn Sie schwanger werden wollen, schwanger sind und auch einige Zeit nach der Geburt zu angemessenen sportlichen Aktivitäten übergehen und auf das Bodybuilding verzichten müssen. Sie können sich dabei beraten lassen, aber Sie sollten auch und vor allem Ihren eigenen Bedürfnissen und Wünschen vertrauen, die sich in solchen Zeiten von ganz allein umstellen. Was Ihnen, nachdem Sie sich schon eine Weile mit Ihrem Körper und seinen Belangen so intensiv auseinandergesetzt haben, nicht schwerfallen wird.

Was die Geburt selbst angeht, so gibt es Untersuchungsergebnisse, nach denen sportlich trainierte Frauen mit kürzeren Wehenzeiten niederkamen und nur halb so häufig wie untrainierte Frauen per Kaiserschnitt entbanden.

Aggression

Bodybuilding regt Ihre Körperdrüsen in geringem Maße zur Bildung des männlichen Hormons Testosteron an. Da die Mengen praktisch gleich Null sind, braucht niemand von Ihnen Gesichtsbehaarung oder einschneidende Persönlichkeitsveränderungen zu befürchten.

Es kann sein, daß trainierende Frauen im Berufs- oder Privatleben aggressiver auftreten, weil sie mit ihrer neuen Kraft und ihrer guten Figur auch ein stärkeres Selbstbewußtsein erworben haben. Irgendwelche Anzeichen verstärkter Aggressivität sind also ganz bestimmt nicht physiologisch bedingt.

Kraftsport für das »schwache Geschlecht« oder: Was hat Bodybuilding mit Sexismus zu tun?

Bodybuilding gibt den Frauen, wie ich bereits mehrfach andeutete, Gelegenheit, »kraftvoll ihren Mann zu stehen« – trotz aller vorhandenen biologischen Unterschiede.

Doch trotz stetig wachsender Teilnehmerzahlen in den Fitneßstudios hält sich hartnäckig die Verknüpfung der Vorstellung Frau – schwaches Wesen.

Auch aus Forscherkreisen gibt es immer wieder neuen Zündstoff für die Diskussion über männlich/weiblich, Überlegenheit/Unterlegenheit. Neuere Forschungen zu den unterschiedlichen Funktionen der rechten und der linken Gehirnhälfte haben das Interesse und die Phantasie von Wissenschaftlern und Laien angeregt, die sich mit dem Phänomen beschäftigen, daß die beiden Gehirnhälften auf unterschiedliche Weisen an den psychischen Funktionen des Menschen beteiligt sind. Und gleich melden sich wieder jene zu Wort, denen wohl jede auch noch so abstrakte Idee einer Trennung oder Teilung willkommen ist, um Wichtiges (und Endgültiges) über »den« Mann und »die« Frau und die unüberbrückbare Kluft zwischen ihnen verlauten zu lassen.

Trotz der Tatsache, daß die Gehirnhälften nicht unabhängig voneinander arbeiten, wird davon ausgegangen, daß die Menschen von einer Hälfte ihres Gehirns dominiert würden. Die Dominanz der linken Hälfte bringt man grob vereinfacht mit linearem, analytischem, abstrakt-logischem Denken in Zusammenhang, während die Dominanz der rechten Hirnhemisphäre von Wissenschaftlern mit visuellen, ganzheitlichen und künstlerischen Funktionen beschrieben wird.

Weiterhin wird behauptet, Frauen seien vorwiegend von der rechten Gehirnhälfte dominiert und Männer von der linken.

Was nun haben diese Erkenntnisse mit Bodybuilding und Bodybuildern zu tun? Meiner Meinung nach haben sie die Vorurteile verfestigt, mit denen speziell die Bodybuilderinnen (aber nicht nur sie) von Anfang an zu kämpfen hatten. Versuche, intellektuelle, psychische und Verhaltensunterschiede zwischen den Geschlechtern zu entdecken und zu gesellschaftlich sanktionierten Verhaltensregeln und -normen werden zu lassen, gibt es – erfolgreich praktiziert – eigentlich, seit der Mensch als gesellschaftliches Wesen existiert.

Dabei kam man auch zu teilweise sehr unterschiedlichen bzw. gegensätzlichen Auffassungen, doch in einem war man sich immer einig: Frauen sind das schwächere Geschlecht.

Das Männliche wurde (und wird auch noch immer) im wesentlichen gleichgesetzt mit Geist und Verstand, das Weibliche mit Körperhaftigkeit, Gefühl, Irrationalität und – auch das manchmal – zügelloser Sexualität.

So wie der Körper als dem Geist untergeordnet, unterlegen, minderwertig gesehen wurde, so war auch die Frau dem Manne niemals ebenbürtig.

In unserer Zeit nun, in der räumliches Denken, planerische Intelligenz und kreatives Problemlösen hochgeschätzte persönliche Qualitäten darstellen, ist man scheinbar auch noch nicht viel weitergekommen: Mit Ausnahme weniger (Männer wie Frauen), denkt man noch gern in den alten, gängigen Mustern, wenn auch nicht immer ganz so laut und selbstverständlich, so doch deutlich genug. Die Frauen dürfen sich zwar einer freieren Sexualität erfreuen, haben gewisse neue Rechte in Familie und Gesellschaft, zugleich aber werden immer wieder die geschlechtsspezifischen Unterschiede hervorgehoben, aufgewärmt, ausgebeutet, neue Ungerechtigkeiten damit fundiert und die Entfremdung zwischen den Geschlechtern weitergetrieben.

Ich will hier nicht näher auf die Vielzahl der damit verbundenen Fragen und ganz realen Probleme eingehen. Ich will auch nicht behaupten, daß mit Fitneß- und Bodybuildingtraining irgend etwas grundsätzlich an diesem Prozeß geändert werden kann. Ich meine aber, daß der Sport (wie auch einige andere Gebiete menschlicher

Aktivität) gewisse Freiräume bereithält, in denen diese Verhältnisse nicht in dem totalen Maße wirken und sich die Menschen – besonders die Frauen – mehr nach ihren persönlichen Vorstellungen bewegen und entwickeln können. Jedenfalls wird beim Bodybuilding die Durchlässigkeit oder Aufhebung wenigstens einiger dieser »naturgegebenen« Grenzen praktiziert.

Bodybuilder haben gewissermaßen auf ihre Weise in einer Art Pionierarbeit den Mythos von den Frauen als schwachem Geschlecht zerstört.

Die männliche und die weibliche Muskulatur ähneln sich im Aufbau genau wie in den Methoden, sie zu entwickeln. Es gibt, wie wir bereits festgestellt haben, Unterschiede, doch die sind weniger auffällig als die Gemeinsamkeiten. Natürlich verfügt eine Frau auch über einen anderen Hormonhaushalt als ein Mann, natürlich ist ihr Knochengerüst anders aufgebaut u. a. m. Es geht auch nicht darum, im Bodybuilding und in anderen Sportarten, mit einer »sportlichen Lebensweise« überhaupt, an der weiblichen Anatomie Korrekturen in Richtung männlich vorzunehmen. Die Frauen erleben vielmehr, daß sie ihre Körperkräfte unter ihren *besonderen Voraussetzungen* genauso wie Männer entwickeln können, daß mit diesem Prozeß oft auch eine (Selbst)Bewußtwerdung einhergeht, die auf alle Lebensbereiche übergreift und den überkommenen Vorstellungen vom Weiblichen provokativ entgegentritt (und so natürlich auch Ängste, Bewunderung, Neid und halbherzige Zustimmung auslöst).

Auch in anderen Sportarten kann man beobachten, zu welchen Leistungen Frauen fähig sind, die früher nur den Männern zugesprochen (und zugestanden) wurden. All diese Frauen räumen am augenfälligsten mit der Vorstellung von Zerbrechlichkeit, Kraftlosigkeit und Passivität auf, ohne dabei an Fraulichkeit einzubüßen. Sie verkürzen den Abstand zwischen Frauen und Männern, ohne im mindesten gleichziehen zu wollen. Sie zeigen, daß kulturelle Prozesse, wie Lernen, Erfahrung, Anpassung u. a. m., die persönliche Entwicklung in eben solchem Grad beeinflussen, fördern oder hemmen wie die ererbten biologischen Anlagen. Und, um wieder auf unseren Ausgangspunkt zurückzukommen, offenbar ist es doch nicht so, daß die weiblichen Wesenszüge, schön säuberlich getrennt, zerbrechlich-zart in der einen Gehirnhälfte ruhen, während die männlichen sich in der anderen tummeln.

Es ist viel über die Gefahren geschrieben worden, denen sich Frauen aussetzen würden, wenn sie schwere Gewichte heben. In Wirklichkeit haben die trainierenden Frauen (und durch sie oft auch ihre männlichen Partner zu Hause) durch Bodybuilding neue Werte entdeckt, neue Ziele und auch neue Grenzen für Frauen, eine andere Sicht von Weiblichkeit. Sie haben dazu beigetragen, den Begriff »feminin« neu zu überdenken, wenn heute Frauen mit 35 Zentimeter Bizepsumfang, gefurchten Muskeln und enormer Kraft immer noch (und oft erst dann) als sehr attraktiv, weiblich, sexy und aufregend bezeichnet werden.

Sigmund Freud schrieb einmal: »Reine Männlichkeit oder Weiblichkeit ist beim Menschen weder im psychologischen noch im biologischen Sinn zu finden. Im Gegenteil, jeder einzelne weist eine Mischung von Wesenszügen seines eigenen und des anderen Geschlechts auf.«

Auch im Bodybuilding haben wir noch vor einigen Jahren gesehen, wie viele Männer sich bedroht fühlten, als die Frauen anfingen, im Studio ähnliche Aktivitäten mit ähnlicher Vehemenz an den Tag zu legen wie sie.

Das Phänomen ist überaus komplex und hängt sicher mit Erziehung und gesellschaftlichem Druck zusammen, die Männer denken lassen, sie müßten stets ihre Männlichkeit unter Beweis stellen und ihre »Pfründe« verteidigen. Wenn das männliche Selbstwertgefühl darauf gründet, daß sie Frauen überlegen sind und sein müssen, liegt es nahe, daß sie sich bedroht fühlen, wenn Frauen in traditionell männliche Domänen eindringen.

Vergessen wir auch nicht, daß die Menschen schon aus Bequemlichkeit dazu neigen, die Vielfalt menschlichen Verhaltens zu vereinfachen, einfache Antworten zu finden und die Welt fein säuberlich auf die einfachste aller Teilungsarten, die Zweiteilung, aufzugliedern.

Vielleicht haben nur wenige Frauen die Voraussetzungen (objektiv wie subjektiv), eine erfolgreiche Bodybuilderin zu werden, aber jede Frau kann im Rahmen ihrer individuellen Möglichkeiten ein sinnvolles, gezieltes Bodybuilding- und Fitneßtraining aufnehmen.

Selbstbewußte, starke und unabhängige Frauen sind immer noch überaus weiblich – und: anmutige, sanfte, gefühlvolle und kreative Männer überaus männlich. Lassen wir uns aber weiterhin auf die strikte Trennung, ja Entgegensetzung des uralten Männlichkeit-Weiblichkeit-Spiels ein, so werden wir nicht nur vom anderen Geschlecht entfremdet, sondern auch von Teilen unseres Selbst. Wenn wir aufhören, Gefühle, Verhaltensweisen, Taten in die passende männliche oder weibliche Schublade zu stecken, wird es für uns zweifellos leichter werden, unsere menschlichen Wesenskräfte zu aktivieren und auszuschöpfen.

Mit einer weniger strengen Auffassung von den Rollen, die jeder im Leben zu spielen hat, und von den Erwartungen an uns selbst und an andere kommen wir uns und dem anderen näher.

Wir suchen und sehnen uns nach Identität und Ganzheit. Wir alle bestehen aus einer Mischung von männlichen und weiblichen Anteilen in Geist, Körper und Seele (Androgynie). Viele Psychologen verstehen das Leben als einen andauernden Aussöhnungsprozeß dieses als innere Spaltung empfundenen Zustands.

Auf der Ebene des Sports, hier im Bodybuildingtraining, wird jedem Gelegenheit geboten, die extremen Unterschiede zwischen den Geschlechtern zu überwinden und maskuline wie feminine Züge zum Tragen kommen zu lassen. Männer können in diesem Sport ihre Härte, Aggression, Kraft etc. ausdrücken, während sie gleichzeitig Sinnlichkeit, Anmut und andere sogenannte weibliche Attribute zur Geltung bringen. Frauen können ihre körperliche Attraktivität, ihre Grazie und Sinnlichkeit zeigen und gleichzeitig kämpferisch, stark und aggressiv werden, ohne diese Eigenschaften als widersprüchlich oder gar beängstigend zu empfinden. Für einen freidenkenden Menschen, der zugleich in seinem Körper zu Hause ist, gibt es keine Trennung von Geist und Körper, sondern er akzeptiert ihr Zusammenwirken. Der Intellekt ist dem Körper nicht übergeordnet, genausowenig wie die Männer den Frauen übergeordnet sind.

Der weibliche Körper – Besonderheiten in bezug auf ein Bodybuilding- und Fitneßtraining

Wir erleben es immer wieder. Jemand, der mit Frauen-Bodybuilding nicht vertraut ist, sieht eine Bodybuilderin auf der Bühne und ruft: »Mann, ich hatte ja keine Ahnung, daß eine Frau so aussehen kann!«

Je mehr man darüber nachdenkt, desto bewußter wird einem, wie verschieden weibliche Körper sind. Die Herausgeber von Modemagazinen und die Produzenten glitzernder Hollywood-Filme würden uns gerne glauben machen, es gäbe einige wenige Idealtypen, denen alle anderen Frauen nacheifern sollten, aber das ist Unsinn. Die meisten Frauen sehen nun einmal nicht aus wie Mannequins oder Filmsternchen.

Auch der weibliche Idealtypus ist wie die Kleidung dem Modegeschmack unterworfen. Vergleichen Sie nur die üppigen Frauen, die Rubens gemalt hat, den Vamp der zwanziger Jahre, die Pin-up-Girls der vierziger und die Bardot-ähnlichen Sexbomben der sechziger Jahre. Mode oder nicht, die Körpertypen bleiben die gleichen. Nur weil ein bestimmter Typ aus der Mode kommt, heißt das nicht, daß es ihn nicht mehr gibt.

Die Figur setzt sich eigentlich aus zwei verschiedenen Aspekten zusammen: *Körpertyp* und *Körperbeschaffenheit*. Ersterer ist Ausdruck Ihrer angeborenen genetischen Struktur; letztere richtet sich nach dem Verhältnis von Muskeln und Fett in Ihrem Körper. Die Körperbeschaffenheit läßt sich durch richtige Ernährung und Training entscheidend verändern. Auf Ihren Körpertyp können Sie aufbauen, aber Sie können ihn nicht grundsätzlich und vollständig ändern.

Von Ihrem Körpertyp hängt es ab, welche Art von Fitneßtraining Ihren individuellen Bedürfnissen am besten entspricht. Grundsätzlich unterscheidet man drei Körpertypen:

- Ektomorph: lange Knochen, schlank, Muskelaufbau oder Fettansatz nur mit Mühe.
- Mesomorph: muskulös, kräftig, athletischer Typ.
- Endomorph: weich, rund, Neigung zum Fettansatz.

Natürlich entspricht niemand exakt dem einen oder anderen Typ. Zur genaueren Unterscheidung stellt man fest, in welchem Grade ein Mensch jeweils die drei Typen verkörpert, und drückt sie mit einem Wert zwischen eins und sieben aus. So kommt man zu Bezeichnungen wie ektomesomorph, endomesomorph usw.

Ektomorphe Frauen werden oft beneidet, denn sie können essen, was sie wollen, und bleiben doch schlank. Eine endomorphe Frau hingegen kann schon bei der Lektüre eines Kochbuchs Fett ansetzen. Mesomorphe Frauen sind der Martina-Navratilowa-Typ, der weit mehr Kraft und Muskeln entwickelt als der Durchschnitt.

Ektomorphe Frauen können mit Gewichtstraining Muskeln aufbauen, aber es fällt ihnen schwer, und es dauert lange. Andererseits nehmen sie mühelos ab, wenn sie Diät halten. Die mesomorphe Frau baut Muskeln verhältnismäßig mühelos auf. Endomorphe Frauen entwickeln im allgemeinen relativ leicht Muskelmasse, aber manchmal ist sie nicht richtig zu erkennen, weil sie gewöhnlich mehr Fett unter der Haut haben, das die Muskeln verdeckt. Diese Veranlagung versuchen manche endomorphe Frauen mit immer neuen Diäten zu kompensieren. Auf Männer wird diese Unterscheidung nach Körpertypen schon lange angewandt, aber erst vor nicht allzulanger Zeit ist man zu der Einsicht gekommen, daß dieselben Kriterien auch für Frauen gelten.

Die diesbezügliche statistische Verteilungskurve zeigt den bekannten, glockenförmigen Verlauf: Ein großer Teil Frauen mit mehr oder weniger durchschnittlicher Muskelmasse, ein kleiner Teil, der extrem muskulös ist, und ein weiterer, noch kleinerer Teil mit äußerst geringer Muskelmasse.

Aber was für ein Potential für das Muskelwachstum Sie auch immer haben mögen, wenn die Muskeln nicht stimuliert werden, bleiben sie klein und schwach. Viele Frauen haben sich nie an anstrengendes körperliches Training herangewagt, das heißt, viele Frauen mit gutem Potential zur Entwicklung von Kraft und Muskeln werden sich ihrer Möglichkeiten nie bewußt.

Frauen, die ihren Körper nie trainiert haben, weisen alle eine ähnliche Körperbeschaffenheit auf. Sie haben einen Körperfettanteil von 25 bis 30 Prozent, schwache Arme und Schultern sowie verhältnismäßig hohes Gewicht an Hüfte, Oberschenkeln und Gesäß. Unter diesen Gemeinsamkeiten der Körperbeschaffenheit sind die unterschiedlichen Körpertypen dann kaum noch auszumachen.

Die Bodybuilderin steht am anderen Ende des Spektrums der weiblichen Körpertypen. Geschmeidig und muskulös – ohne Fettpolster über dem Muskelgewebe – liegt der Körperfettanteil der meisten Bodybuilderinnen unter zwölf Prozent. Bei diesem niedrigen Körperfettanteil sind die durch Gewichttraining entwickelten Muskeln unter der Haut klar und deutlich zu sehen; im Bodybuilding nennt man das »Definition«.

Bodybuilderinnen entsprechen nicht dem »normalen« Standard des weiblichen Körpers, aber was gegenwärtig normal ist (Körperfettanteile über 25 Prozent), kommt nicht einmal in die Nähe eines Fitneß-Ideals.

Bodybuilderinnen verkörpern also ein Ideal, dem andere Frauen nacheifern können, aber seien Sie vorsichtig, wenn Sie Ihren Körperfettanteil so weit reduzieren wollen! Bodybuilderinnen trainieren und ernähren sich sehr gezielt und hochspezialisiert, um solche Definition zu erzielen, und das auch nur ein- oder zweimal im Jahr vor Meisterschaften. Es ist weder ratsam noch unbedingt gesund, seinen Körperfettanteil das ganze Jahr über so niedrig zu halten. Sie sollten sich lieber um einen Körperfettanteil von 14 bis 18 Prozent bemühen; das ist ein normaler (und gesunder) Zustand.

Der Aufbau von Muskeln und der Abbau von Fett mittels Gewichttraining rückt sowohl ektomorphe als auch endomorphe Frauen mehr in die Nähe des mesomorphen Typs. Mesomorphe Frauen können ihren ansonsten eher klobigen Körper mit Gewichttraining formen und verfeinern.

Natürlich können die meisten Frauen nicht im selben Maße Muskeln aufbauen wie Männer, weil es ihnen, wie wir bereits wissen, an der nötigen Menge männlicher Hormone fehlt. Außerdem haben sie einen leichteren Knochenbau, erheblich weniger Muskelgewebe und einen höheren Körperfettanteil, als Männer ihn haben.

Es gibt einige wenige Sportlerinnen, die Muskelmasse weit über die allgemeinen Erwartungen hinaus aufbauen können. Die Fähigkeit zum Muskelaufbau folgt zwar bei Männern und Frauen einer anderen Verteilungskurve, aber an den extremen Enden sind die beiden Kurven fast deckungsgleich. Das heißt, nur sehr wenige

Frauen können erwarten, muskulöser und stärker zu werden als die meisten Männer.

Diese außergewöhnlich talentierten Frauen – unterstützt von guten Erbanlagen – bilden die Elite der Spitzensportlerinnen. Auch Frauen mit weniger guten genetischen Voraussetzungen können ihre Muskeln aufbauen, formen und ihnen Definitionen verleihen, aber sie werden nie dieselben Resultate erzielen.

Mit Bodybuilding können Sie Ihren Körper also innerhalb gewisser Grenzen in hohem Maße verändern und entwickeln. Sie müssen lernen, zu erkennen, wie unterschiedlich Ihr Körper zu dem anderer Frauen ist – vielleicht sogar, wie unterschiedlich er zu der Idealfigur ist, die Sie anstreben.

Der erste Schritt ist, Ihren grundsätzlichen Körpertyp zu erkennen und zu akzeptieren. Dann beginnen Sie entschlossen, Ihre Muskeln mit Training und entsprechender Ernährung zu entwikkeln und zu formen, Ihren Körperfettanteil zu reduzieren und aus Ihren körperlichen Voraussetzungen das Beste zu machen.

Wer ist aus biologischer Sicht stärker, ein Mann oder eine Frau? Was die Muskelkraft angeht, so können Frauen mit Männern nicht mithalten. Andererseits werden mehr als doppelt so viele Frauen 90 Jahre alt als Männer, und fünfmal so viele machen sogar das ganze Jahrhundert voll. Die durchschnittliche Lebenserwartung von Frauen liegt dichter an 80 Jahren, während die der Männer eher bei 70 liegt.

Männer wiegen im Durchschnitt 70 kg, Frauen durchschnittlich 55 kg. Hinsichtlich seines Körpergewichts besteht der männliche Körper zu 60 Prozent aus Wasser, der weibliche zu 52 Prozent.

Das Körpergewicht von Frauen besteht zu 40 Prozent aus solider Substanz, bei Männern sind es 35 Prozent. Die Zusammensetzung dieser soliden Substanz ist bei Frauen zu 45 Prozent organisch, bei Männern dagegen zu 35 Prozent.

Unter Berücksichtigung des Körpergewichts enthält der weibliche Körper mehr lebenswichtige Enzymproteine als der männliche. Frauen haben deutlich weniger Muskelgewebe als Männer. Bei Männern macht Muskelgewebe 45 bis 50 Prozent ihres Körpergewichts aus, bei Frauen sind es durchschnittlich 23 Prozent.

Die Stickstoffverbindung Kreatin spielt eine Rolle für die Muskelkontraktion. Sie tritt vor allem in Form von Kreatinphosphat auf, das im weiblichen Muskelgewebe nur in relativ geringen Mengen zu finden ist. Läufer und Läuferinnen verbrauchen im allgemeinen gewaltige Mengen dieser Verbindung, Ausdauersportlerinnen kompensieren aber ihren relativen Mangel an Kreatinphosphat, indem sie nur ein Drittel soviel Kreatin ausscheiden wie Männer nach großen körperlichen Anstrengungen.

Frauen sind Männern gegenüber in Sportarten benachteiligt, bei denen es auf Kraft ankommt. Ihr größerer Anteil an Unterhautfett liefert ihnen aber eine Energiereserve für Ausdauersportarten und eine gute Isolierschicht gegen Kälte. Ihr höherer Körperfettanteil verleiht ihnen im Wasser mehr Auftrieb, ein Vorteil, dem es zu verdanken ist, daß Frauen auf den sehr langen Strecken im Schwimmen so überaus erfolgreich sind.

Die weibliche Skelettmuskulatur ist nicht auf Sprint zugeschnitten, aber für Ausdauersportarten ist sie sehr effizient. Frauen haben wesentlich weniger ATP (eine Substanz, die Energie für Muskelkontraktionen liefert) in ihrer Skelettmuskulatur, so daß ihre Schnellkraft begrenzt ist.

Das Verhältnis von Muskelgewicht zum Körpergewicht insgesamt ist bei Frauen zwar ungünstiger als bei Männern, trotzdem sind sie im Gewichttraining genauso konsequent und ausdauernd wie Männer.

Die Wände der Muskelfasern des weiblichen Körpers sind sehr dünn, so daß Sauerstoff mühelos vom Blut in die Fasern gelangen kann. Die Energieversorgung für den ausdauerndsten Muskel des Körpers, das Herz, wird zu 67 Prozent von Fettsäuren getragen, wahrscheinlich ein Plus für Ausdauersportlerinnen mit ihrem höheren Körperfettanteil. Die Muskulatur männlicher Sportler enthält viel Wasser. Weniger Wasser, mehr Fettsäuren und weniger Kohlehydrate in der Muskulatur von Sportlerinnen prädestinieren sie mehr für Ausdauerleistungen als für Kraftakte.

Viel hängt von unserem Wasserstoffwechsel ab, wie erfolgreich wir als Sportler bzw. Sportlerinnen sind. Wasser enthält viel Wasserstoff, ein Gas, das diabolisch wirken kann, wenn es im Körper im Übermaß vorhanden ist. Frauen haben weniger Wasserstoff im Körper als Männer. Durch Zelloxidation verläßt viel Wasserstoff den Körper. Dieser komplexe Vorgang erfordert zahlreiche Enzyme zur Energieproduktion und zum Abtransport von

Abbauprodukten. Da im weiblichen Körper weniger Wasserstoff lagert, benötigt er weniger Sauerstoff, so daß Frauen ausdauernder sind. Der schwerere Mann muß mehr Wasserstoff umwandeln, um mit einer Frau mithalten zu können, aber möglicherweise fehlt es ihm dazu am nötigen Sauerstoff, insbesondere wenn er zuviel Muskelgewebe und Fett am Körper hat.

Männer verlieren bei Ausdaueraktivitäten viel mehr Kalium als Frauen. Bei erschöpften Langstreckenläufern hat man im Urin schon häufig pH-Werte festgestellt, die der kritischen Marke von 4,4 recht nahe kamen, während sich die pH-Werte bei Langstreckenläuferinnen nach einem Lauf im allgemeinen um die 6,0 herum bewegen.

Weibliches Bindegewebe ist besser gegen ausdauernde Beanspruchung gewappnet. Während der männliche Körper Wasser vorwiegend im Muskelgewebe speichert, befindet es sich beim weiblichen überwiegend im Bindegewebe. Sport steigert die Fähigkeit des Bindegewebes, Wasser zu speichern und elektrisch geladene Mineralstofflösungen zurückzuhalten. Außerdem macht sportliches Training das Bindegewebe plastischer.

Frauen scheinen weniger anfällig für Knorpel-, Sehnen- und Bandscheibenverletzungen zu sein. Sie sind überaus widerstandsfähig zum Beispiel gegen die Belastungen des Kunstturnens, einer Sportart, in der sie, wie man verfolgen kann, Großes leisten. Unter langandauernden Belastungen verformen sich die Bandscheiben von Männern stärker als die von Frauen.

Die Mineralstoffionen in ihrem Bindegewebe – zum Beispiel Kalium, Natrium, Chlor, Phosphorsäure und Schwefel – spielen für Frauen beim Sport eine wichtige Rolle zur Stabilisierung der Sehnen und des Rückgrats.

Ausdauersportlerinnen haben oft einen abnorm niedrigen Hämoglobinspiegel, was Ärzte häufig auf Anämie schließen läßt. Trotz dieser scheinbaren »Blutarmut« erhalten sich Ausdauersportlerinnen aber im allgemeinen eine sehr hohe Leistungsfähigkeit.

Frauen gleichen ihren niedrigen Hämoglobinspiegel mit höheren Eisenwerten aus. Es hat den Anschein, als enthalte der weibliche Körper eine höhere Konzentration eisenhaltiger Enzyme.

Trotz gewisser körperlicher Handicaps, vielleicht auch gewissermaßen als kompensatorischer Ausgleich, können Frauen praktisch unermüdlich Trainingsfleiß entwickeln, mit körperlichen Belastungen viel besser umgehen als Männer und sie für ihre körperliche Fitneß und Vervollkommnung besser nutzen und ihre biologischen Vorteile besser wirken lassen.

Warum sind Frauen im Durchschnitt kleiner und körperlich schwächer als Männer?

Trotz großer Erfolge von Frauen im Leistungssport der letzten Jahrzehnte, von denen mit Sicherheit starke Impulse auf Lebensweise, veränderte Freizeitgestaltung (Fitneßbewegung) besonders des weiblichen Geschlechts ausgingen, bleibt die Tatsache bestehen, daß Frauen im Durchschnitt körperlich kleiner und schwächer sind als Männer.

Auch eine optimal trainierte Frau kann es im allgemeinen in bezug auf Kraft und Schnellkraft nicht mit einem optimal trainierten Mann aufnehmen.

Bei völlig abgeschlossenem Wachstum sind Frauen durchschnittlich knapp 13 Zentimeter kleiner als Männer, 12 bis 18 Kilogramm leichter im Gesamtgewicht, 18 bis 22 Kilogramm leichter an fettfreier Körpersubstanz und entsprechend schwerer an Fett (25 Prozent Körperfettanteil gegenüber durchschnittlich 15 Prozent bei Männern).

Viele führen die Tatsache auf hormonelle Unterschiede zurück, und das ist sicher nicht von der Hand zu weisen. Männer haben große Mengen anaboler Hormone im Körper, wie zum Beispiel Testosteron, während der Hormonhaushalt von Frauen nur geringe Mengen solcher Hormone aufweist. Man weiß seit Jahren, daß anabole Hormone weitgehend für größere Muskeln und niedrigeren Fettanteil verantwortlich sind.

Aber auch an dieser Stelle soll noch einmal betont werden, daß es im Fitneßsport der Frauen nicht darum geht, »männliche Maße« zu erreichen, sondern im Rahmen der individuellen Möglichkeiten einen eben auch individuell schönen Körper zu entwickeln und ein individuell gesundes, facettenreiches Leben zu führen. Die »kleinen Unterschiede« machen Frauen nicht schwächer, sondern sind Quelle eigener Kraft und besonderer Persönlichkeit.

Sind Frauen verletzungsanfälliger?

Frauen haben im Sport große Schritte nach vorn gemacht und demonstrieren heute eine Leistungsstärke und Muskelentwicklung, die man nie für möglich gehalten hätte. Aber sie müssen auch für ihre Erfolge bezahlen.

Sportmedizinische Studien zeigen, daß bei jungen Frauen Verletzungen aufgrund anstrengender körperlicher (sportlicher) Aktivitäten häufiger sind als bei jungen Männern. Basketballerinnen zum Beispiel leiden fünf- bis sechsmal häufiger unter Knieverletzungen als Basketballer. Es stellt sich die Frage, ob die höhere Verletzungsanfälligkeit der Frauen genetisch bedingt ist oder nicht.

Laut einiger Sportmediziner ist beides der Fall. Der weibliche Körperbau – breitere Hüften, größerer Ansatzwinkel zwischen Oberschenkelknochen und Knie, schwächere Knochen – macht Frauen verletzungsanfälliger. Aber zusätzlich sind junge Frauen allzuoft körperlich nicht ausreichend auf die Belastungen intensiven Sports vorbereitet.

Ob Verletzungen nun durch mangelndes Training und unzureichende Vorbereitung, durch genetische Schwächen oder durch beide Faktoren hervorgerufen werden – ein individuell zusammengestelltes Gewichtstrainingsprogramm hilft, Verletzungen vorzubeugen.

Krafttraining mit Gewichten stärkt Muskeln, Sehnen und Bänder und schafft eine solide Fitneßgrundlage.

Es ist in diesem Zusammenhang interessant, daß es heißt, Bodybuilderinnen seien weniger verletzungsanfällig als Bodybuilder (also genau das umgekehrte Verhältnis als im Sport im allgemeinen). Sollte das tatsächlich zutreffen, so liegt es wahrscheinlich erstens an der Tatsache, daß Bodybuilderinnen bereits genauso trainieren, wie es sportmedizinisch zum Schutz gegen Verletzungen empfohlen wird (daß also die mittlerweile sehr ausgeklügelten Erkenntnisse und Techniken des Bodybuildings den Frauen sehr zugute kommen), und zweitens daran, daß Frauen weniger als Männer dazu neigen, im Studio übertrieben aggressiv zu Werke zu gehen, sich zu überfordern und kleinere Verletzungen zu ignorieren; daß sie mit den Besonderheiten dieser Sportart offenbar sehr gut umgehen und sie für sich nutzen können.

Die »Amazone«: Versuch einer etwas anderen Typisierung

In Anlehnung an die C. G. Jungsche Lehre von den Archetypen könnte man Frauen in ihren grundlegenden Persönlichkeitsmerkmalen, Einstellungen und Verhaltensweisen folgendermaßen unterscheiden (natürlich ist das nur *eine* besondere Sichtweise, die mir persönlich aber viele Einsichten über das durchaus unterschiedliche Verhalten der Frauen zu Fitneß und Bodybuilding vermittelte):

Die Amazone (die »Macherin«): Sie ist erfolgsorientiert und trachtet nach Selbstverwirklichung. Man trifft sie hauptsächlich als Geschäftsfrau, Leistungssportlerin, Wissenschaftlerin. Sie ist unternehmungs- und reiselustig, meist auch sehr kameradschaftlich. Sie neigt instinktiv zu Unabhängigkeit, zur Verwirklichung der eigenen Ziele und Vorstellungen.

Die Hetäre (die »Bezugsperson«): Ihre Aktivitäten sind auf andere Menschen ausgerichtet, besonders auf Männer. Sie ist Geliebte, Lebensgefährtin, Verführerin. Sie ist um Gerechtigkeit und Harmonie bemüht.

Die Mutter (die »Geberin«): Sie sieht sich als Helferin, Trösterin und Pflegerin, ist Lehrerin, Kinderkrankenschwester, für Menschen in Not und schwache Menschen da.

Das Medium (die »Vermittlerin«): Von ihr kommen »die Übersetzungen des Unbewußten«. Sie ist Mystikerin, Hellseherin, Psychologin, Künstlerin, Dichterin, Tänzerin. Sie vermittelt Einsichten über Zusammenhänge, die dem »normalen Bewußtsein« nicht unmittelbar zugänglich sind.

Jede Frau verkörpert zunächst immer in erster Linie einen dieser Frauentypen, trägt aber die Anlagen der anderen Typen ebenso in sich und spielt, wenn notwendig, auch die entsprechenden Rollen.

Um sich in ihrer Persönlichkeit vollständig entwickeln zu können, ist es für sie unumgänglich, alle vier Ausprägungen ihrer Weiblichkeit ans Licht treten und wirken zu lassen.

Was das alles mit Bodybuilding und Fitneß zu tun hat, liegt, denke ich, auf der Hand:

Bodybuilderinnen und echte Fitneßsportlerinnen werden sich

höchstwahrscheinlich mit dem Archetyp der Amazone identifizieren, mit dem Typ der »wilden Kriegerin«, die tapfer, schön und kraftvoll ist. In mythologischen Darstellungen finden wir die Amazone zusammen mit Bären und anderen wilden Tieren abgebildet. Sie ist Artemis, die jungfräuliche Göttin der Jagd, und sie ist Athene, die Kriegsgöttin und Göttin der Weisheit.

Die Amazone unserer Tage hat ein enges Verhältnis zur Natur und zu ihrem Körper und wird in unserer Kultur oft als maskulin empfunden.

Aber: Die Amazone ist kein Mann. Sie ist eine Frau, die etwas erreicht, die sich auf ihre Fähigkeiten und Kräfte konzentriert und sie ständig weiterentwickelt.

Die modernen Amazonen kommen zum Bodybuilding, weil dieser Sport ihrem Bedürfnis nach eigenständiger Leistung und Konzentration auf den eigenen Körper entgegenkommt. Das Studio ist ihre ideale Arena. Charakteristika, die Frauen im allgemeinen nicht so sehr schätzen, wie Aggressivität, Körperkraft und Muskulatur sind hier gefragt und finden Bewunderung. Die Hantelscheiben und Stahlstangen fordern die Amazone heraus und zwingen sie, tief in ihre Persönlichkeit einzutauchen. Schale um Schale legt sie ab, bis sie an den Kern ihrer inneren Kraft gelangt. Harte körperliche Anstrengung schlägt sich in Wohlbefinden nieder. Muskelzellen werden zum Wachstum gezwungen und Fettzellen zum Schrumpfen verurteilt.

Jahrelange harte Arbeit widmet sie so der Perfektionierung ihres Körpers und all der ihr eigenen persönlichen Qualitäten... Man mag dazu stehen, wie man will, aber es ist in der Tat so, daß die Amazone nicht nur von Bodybuilding profitiert, sondern auch das Leben ihres Lebensgefährten, ihrer Freunde, ihrer Familie ungeheuer bereichern kann.

Vielen Frauen fällt es schwer, wirklich kameradschaftlich zu sein (egal, ob zu Mann oder Frau) oder persönliche Ziele aus eigenem Antrieb und eigener Kraft zu realisieren; schon dadurch sind sie benachteiligt und können sich nicht so leicht durchsetzen. Es fällt ihnen schwer zu handeln, und sogar alltägliche Verrichtungen werden für sie zu einem Problemberg.

Der Muttertyp ist permanent damit beschäftigt, Wachstum und Entwicklung anderer zu hegen und zu überwachen.

Die Hetäre ist ganz auf ihren Partner fixiert.

Das Medium materialisiert seine Gedanken nicht... Im Gegensatz zur Amazone lernen diese Frauen ihre Stärken und Schwächen wahrscheinlich niemals richtig kennen, weil sie ihre Leistungsfähigkeit und deren Grenzen nicht erfahren.

Für die Nicht-Amazone wäre so Bodybuilding eine Möglichkeit, Zielstrebigkeit zu entwickeln und Wünsche zu entdecken und zu befriedigen, die über die Sorge um andere hinausgehen.

Bodybuilding ist eine ideale Übung für das Stecken persönlicher Ziele, ein pragmatisches Training, das Frauen ungeahnte Energiequellen öffnet, die versiegt waren oder noch nie gesprudelt hatten; es kann helfen, die »in ihnen schlummernde Amazone« wachzurufen.

Bodybuilding läßt nicht nur die Amazone in der Frau aufleben, sondern auch alle anderen Typen in ihrer Vollkommenheit. Im Bewußtsein jedes Aspekts ihrer Persönlichkeit können alle Frauen ihr Leben besser meistern.

Bodybuilding kann die Erfahrung sein, die eine Frau mit den Grundaspekten ihrer Persönlichkeit vertraut macht. Wir wissen, daß der Amazonenaspekt im Sport allgemein besonders deutlich zutage tritt. Bodybuilding umschließt alle vier Wesenstypen. Sobald Gewichtstraining und aerobische Aktivitäten mühelos werden, sobald Geist, Körper und Seele in den Bewegungen miteinander verschmelzen, wird das Medium in den Frauen angesprochen. Die sportliche Aktivität bringt die Frau mit ihrem Unbewußten in Kontakt.

Der Aspekt der Hetäre wird entwickelt, wenn eine Frau mit einem Trainingspartner trainiert. Die Hetäre mißt ihrem Verhältnis zu anderen Menschen große Bedeutung bei, besonders ihrem Verhältnis zu Männern. Gemeinsames Training kann die Beziehung einer Frau zu ihrem Partner wesentlich verbessern. Es ist ein Erlebnis und eine Erfahrung, die beide Partner teilen und in ihre Beziehung einfließen lassen können.

Bodybuilding kann den Mutteraspekt der Weiblichkeit wecken. Die Pflege und die Sorge, die diese Frauen anderen haben angedeihen lassen, können sie im Bodybuilding- und Fitneßtraining auf sich selbst übertragen, sich selbst verwöhnen und die eigene Entwicklung fördern.

Die Frauen lernen auch, nicht vollständig in »ihrem Archetyp« aufzugehen, nur und ausschließlich ihn perfekt zu leben.

Die Amazone zum Beispiel hat ihre »Tücken«. Sie kann sich so stark auf sich selbst konzentrieren, daß sie sich von ihrer Umgebung isoliert und die Realität nicht mehr wahrnimmt. Sie kümmert sich dann nicht mehr um andere oder um neue Beziehungen. Sie reduziert die Welt auf die einer Amazone, in der nur Dinge einen Platz haben, die von einer Amazone erreicht werden, und das geht auf Kosten ihrer zwischenmenschlichen Beziehungen und auf Kosten ihrer eigenen Kreativität. Sie läuft Gefahr, ihr inneres Gleichgewicht zu verlieren. Ist sie Bodybuilderin, so kann eine Zeitlang das Bodybuilding über alles gestellt werden. Diese Frau denkt dann nur noch an Bodybuilding, redet nur noch von Bodybuilding und träumt von schweren Gewichten. Mit anderen Worten: Sie wird in jeder Hinsicht einseitig.

Für eine Amazone ist es wichtig, zwar ihr Grundbedürfnis nach Selbständigkeit und Erfolg zu befriedigen, zugleich aber sich der anderen Aspekte ihrer Weiblichkeit bewußt zu werden und zu bleiben und diese für sich zu nutzen, denn sie sind auch Teil ihrer Persönlichkeit.

Man könnte sagen: Der Weg zur Reife ist ein langer, mühevoller Prozeß, unsere Möglichkeiten und unsere Grenzen, unsere Aktionen und Reaktionen usw. auszuloten, beim Namen zu nennen und sie wirken zu lassen. Bis man vielleicht einmal an den Punkt kommt, an dem man sie als Kraftquell heranziehen kann, und nicht mehr von ihnen abwechselnd getragen oder überschwemmt wird.

Um es noch einmal zu betonen: Diese Sichtweise ist nur eine Art, sich unserem Problem zu nähern. Sie können das Ganze vielleicht absurd oder auch uninteressant finden. Aber vielleicht ist es ein Denkansatz, besser zu verstehen, wie Bodybuilding Frauen hilft, beherzter und stärker zu werden.

Jede Frau muß sich fragen, was ihr Leben ausmacht. Der Mann ist nicht die Antwort, Bodybuilding ist nicht die Antwort, das Baby nicht und Therapie kann sie auch nicht sein. Jeder Faktor ist, für sich allein genommen, nicht die Antwort. Nur die Integration aller Aspekte der weiblichen Psyche kann Frauen Ganzheit, Ausgewogenheit und Harmonie vermitteln.

Ernährung

Wenn Sie sich für das Bodybuilding- und Fitneßtraining entschieden haben – aus welchen Gründen auch immer –, müssen Sie spätestens jetzt beginnen, sich mit dem Gedanken einer Veränderung Ihrer Ernährungsweise anzufreunden. Ohne diesen Schritt werden Sie niemals die angestrebten Resultate erreichen, gleichgültig, wie sehr Sie sich sonst auch bemühen. Anhaltende positive Ergebnisse bringt ein solches Training nur, wenn es von einer Umstellung und Anpassung der Eßgewohnheiten (und darüber hinaus kann man sagen: der gesamten Lebensweise) begleitet ist. Und das betrifft auch nicht nur die Übergewichtigen unter Ihnen, die ihrem Fett zu Leibe rücken wollen, sondern jede Frau, die sich auf Bodybuilding und Fitneß einläßt. Ich selbst teile hundertprozentige Gesundheit folgendermaßen auf: 55 Prozent Ernährung, 15 Prozent Training, 15 Prozent Erholung und Regeneration und 15 Prozent innere Einstellung.

Zunächst werden Sie sicherlich eine etwas aufwendige und schwierige Zeit der Umstellung erleben, später werden Sie durch das Training wie von selbst, wie über eine Art Katalysator, zu richtiger Ernährung motiviert. Die folgenden Informationen sollen Ihnen helfen, genauere Kenntnisse über verschiedene Aspekte der Ernährung zu erlangen, um auf dieser Grundlage ein Ernährungsprogramm zusammenstellen zu können, das Sie in Form bringt und mit dem Sie in Form bleiben.

Wissenswertes zum Energiebedarf

Es ist überaus wichtig, immer mit einem hohen Grad von Energie zu trainieren. Wenn Sie über zu wenig Energie verfügen, weil Sie nicht genug energieproduzierende Lebensmittel verzehren, leidet die Qualität Ihres Trainings auf jeden Fall.

Ungeachtet Ihrer individuellen Fitneß-Ziele kommt es grundsätzlich darauf an, immer ein ausgeglichenes Verhältnis zwischen Energiebedarf und Glukosespiegel (Blutzuckerspiegel) zu bewahren. Wir wissen, daß bestimmte biochemische Fehlreaktionen eintreten können, wenn der Glukosespiegel über längere Zeit an der unteren kritischen Grenze gehalten wird. Es kann zu Herzrhythmusstörungen kommen, und es treten Veränderungen an der Thymusdrüse ein, die die körpereigene Abwehrkraft gegen Infektionen schwächen. Außerdem produziert der Körper bei schwerwiegendem Kalorienmangel wesentlich mehr Antikörper.

Ich möchte Sie mit dem Wort »schwerwiegend« nicht erschrekken. Viele Menschen glauben, schwerwiegender Kalorienmangel trete beispielsweise nur bei Anorexie (Magersucht) ein, aber um diese besondere Krankheit geht es mir hier nicht. Ich meine mit schwerwiegendem Kalorienmangel den Zustand, wenn der Körper über längere Zeit alle oder fast alle in Muskeln und Leber gespeicherten Glykogenvorräte aufgezehrt hat. Dieser Zustand, dem wir in unserer Zeit der Diät- und Fastenkuren immer häufiger begegnen, tritt ein, wenn die Nahrungsaufnahme so stark reduziert wird, daß der Körper die aufgebrauchten Reserven nicht mehr auffüllen kann. Energie wird ausschließlich aus Glykogen gewonnen. Wenn der Körper seine Glykogenreserven aufzehrt, ist es so, als ginge bei Ihrem Auto das Benzin aus.

Was passiert beim Glukose-Stoffwechsel

Bei der Energieverwertung gehen die Körperzellen zwei Wege – den aeroben und den anaeroben. Die Energieaufnahme über die verschiedenen Stufen des Stoffwechsels und die abschließende Glukoseverwertung in den Zellen verlaufen über beide Wege. Erst wenn für den anaeroben Weg wenig oder keine Glukose mehr zur Verfügung steht, treten Probleme auf. Bei der anaeroben Glukose wandelt die Zelle ein Molekül Glukose in zwei Moleküle Milchsäure (ein Nebenprodukt der Zellaktivität), energiereiche Phosphatverbindungen und ATP um. Die Milchsäure wird dann in weitere Phosphatverbindungen zerlegt. Dabei werden von der Milchsäure zwei Wasserstoffatome abgespalten, und es entsteht Pyruvat.

Bei der Umwandlung organischer Substanzen (Nahrung) in Wasser und Kohlendioxyd wird das Wasser durch Dehydration gebildet, bei der die Energie frei wird, die die Zellen benötigen. Wir können also sagen, daß der Körper seine Energie aus der Oxydation von Wasserstoff bezieht und daß die Verbrennung von Kohlenstoff für die Energiegewinnung keine Rolle spielt. Schließlich mündet die Glykolyse in den Zitronensäurezyklus ein, indem aus Acetyl-CoA der Acetylrest mit Oxalessigsäure zu Zitronensäure kondensiert wird. Zwei Vitamine, B 1 und Panthothensäure, sind für diese Reaktion unbedingt erforderlich. Anschließend wird erneut Glukose aus den Glykogenvorräten abgezogen, und der Vorgang wiederholt sich. Ohne die beiden Vitamine und ohne Zink würden diese Reaktionen nicht eintreten, denn bei allen Reaktionen wird das »Aktivierungsenzym« Coenzym A gebildet, buchstäblich der Dreh- und Angelpunkt aller Stoffwechselvorgänge im Körper.

Ernährung zur Energieversorgung

Nachdem wir nun bereits etwas über die Bedeutung der Energieversorgung und die damit verbundenen Vorgänge wissen, wollen wir uns praktischeren Fragen zuwenden.

Aus biochemischer Sicht funktioniert unsere Energieversorgung am optimalsten bei vier bis sechs kleinen Mahlzeiten täglich. Jede Mahlzeit sollte Protein enthalten, am besten in Form von Geflügel, Fisch oder sehr magerem Fleisch, was die Verwertung von Schweinefleisch m. E. ausschließt. Einmal täglich sollten Sie Hüttenkäse essen (keinen harten Käse) und mindestens zweimal pro Woche bei einer Mahlzeit zwei oder mehr Eier verzehren.

Ihre Energie beziehen Sie aus kohlehydrathaltigen Lebensmitteln (sogenannte komplexe Kohlehydrate). Essen Sie grünes, faseriges Gemüse wie grüne Bohnen, Broccoli, Spargel, Rosenkohl und

Kopfsalat. Richten Sie Salate wenn möglich mit Tomaten, Gurken, Karotten, Roter Bete und Sellerie an. Zweimal wöchentlich sollten Sie eine gebackene Kartoffel zu sich nehmen und täglich mindestens eine Scheibe Vollkornbrot essen. Als Lebensmittel, die Zucker in reiner Form enthalten, sollten Sie Äpfel, Birnen und ungesüßtes, tiefgefrorenes Obst wählen. Kaffee oder Tee können Sie mit Fruchtzucker süßen.

Halten Sie Ihren Fettkonsum auf einem Minimum. Geben Sie nur zwei Eßlöffel Dressing in Ihre Salate und begnügen Sie sich mit einem kleinen Stückchen Butter auf dem Brot, zur gebackenen Kartoffel oder zum gedünstetem Gemüse.

Gestalten Sie Ihre Mahlzeiten abwechslungsreich, und Sie werden angenehm überrascht sein, wieviel Spaß es von daher auch machen kann, sich in Form zu bringen.

Über zusätzliche Vitaminpräparate (über Nahrungskonzentrate wie auch Proteingetränke im allgemeinen) wird nach wie vor kontrovers debattiert.

Nach meiner Erfahrung unterstützen zusätzliche konzentrierte Vitamingaben das Training. Sie sollten aber selbst am besten herausfinden, was Ihnen guttut und was Sie Ihrem Körper zuführen müssen, um Mangelerscheinungen vorzubeugen oder vorhandene zu beheben.

Bekanntlich sorgen Vitamine dafür, daß unsere Nahrung im Körper verwertet wird. Sie brauchen Kohlehydrate, Fett und Proteine, aber Sie brauchen auch alle Mikronährstoffe (nämlich Vitamine und Mineralstoffe) im richtigen Verhältnis, denn sie regeln die molekularen Interaktionen in Ihrem Körper.

Wie beugt man Nährstoffmängeln am besten vor?

Zunächst einmal, indem man sich ausgewogen von Grundnahrungsmitteln ernährt: magerem Fleisch, Fisch, Milchprodukten, frischem Obst und Gemüse sowie Vollkornprodukten. Berücksichtigen Sie auch die zusätzlichen Belastungen des Körpers durch Kaffee und Alkohol (dagegen helfen B-Vitamine), Rauchen (dagegen Vitamin C), Luftverschmutzung (Vitamin A, C und E) und anstrengendes Training, das mehr als das tägliche Minimum an Nährstoffen erfordert.

Wieviel Sie zusätzlich zu sich nehmen, bleibt Ihnen überlassen. Es hängt weitgehend von Ihrer gesamten Lebensweise ab.

Ich würde, wenn Sie mit dem Training beginnen, eine höhere Nährstoffzufuhr als die täglich empfohlene Mindestmenge anraten. Wenn Sie unsicher sind und befürchten, Ihren Körper zum Beispiel mit Vitaminen zu »überfüttern« (die unverwerteten Mengen nicht aller Vitamine werden, wie zum Beispiel beim Vitamin C, vom Körper einfach wieder ausgeschieden), so konsultieren Sie Ihren Arzt oder ziehen Sie ruhig auch Ernährungsexperten zu Rate.

Sie können diese Vorschläge zur Ernährung nach Geschmack variieren. Wenn Sie sich an die grundsätzlichen Richtlinien halten, können Sie nichts falsch machen. Wenn es Ihnen nicht möglich ist, mehrere kleine Mahlzeiten zu sich zu nehmen, und Sie nur dreimal täglich essen (wie es vielen von uns geht), dann sollten Sie vormittags und nachmittags eine Zwischenmahlzeit einlegen, um Ihren Blutzucker zu stabilisieren (gewisse Präparate enthalten die glykogenbildende Kombination von Dextrose, Fructose und Glukose sowie alle notwendigen Vitamine und Mineralstoffe zu ihrer Umwandlung und Verwertung zur Energieversorgung).*

Es gibt ein großes Angebot an Nahrungsmitteln (ein gewichtiger Teil davon stammt aus den Reformhäusern), das den genannten grundsätzlichen Anforderungen gerecht wird.

Lassen Sie Ihrer Phantasie bei der Zusammenstellung und Zubereitung freien Lauf und lassen Sie sich ruhig in einer Fachbuchhandlung oder einfach von kundigen Leuten (zum Beispiel auch im Studio) beraten, in welchem Buch Sie vielleicht passende Rezepte finden können. Derer gibt es ja mittlerweile einige wirklich fundierte.

Körpergewicht

Viel reden von Zunehmen, Abnehmen, Kontrolle oder Halten des Körpergewichts, ohne genau zu wissen, was es damit eigentlich auf sich hat. Es ist nicht damit getan, einfach eine bestimmte Diät einzuhalten oder den Ernährungsplan eines(r) bestimmten Sport-

---

* Nähere Informationen zu Fragen der Ernährung im Zusammenhang mit Bodybuilding- und Fitneßtraining finden Sie auch in meinem Buch »Das Bodybuilding-Handbuch«, Goldmann Verlag München, 1988.

lers(erin) zu kopieren. Viele Gesichtspunkte müssen beachtet werden, wie Ihr Körpertyp, Ihre Körperkomposition, Ihre gewählte Sportart, einzelne Besonderheiten Ihres Trainings u. a. m. Bei jeder Art von Veränderung Ihres Körpergewichts steht immer im Vordergrund, daß weder Ihr gesundheitliches Befinden noch Ihre sportlichen Aktivitäten darunter leiden.

Zunächst einmal sollten Sie wissen, was Sie im einzelnen so an Kilogrammen mit sich herumschleppen.

Ihr Körpergewicht insgesamt ist nämlich die Summe dreier Teilgewichte:

Fettfreie Körpermasse
Fett
Wasser

Ihre fettfreie Körpermasse setzt sich zusammen aus Ihren Muskeln, Organen und Knochen.

Fett ist das in den Fettzellen Ihres Körpers gespeicherte adipose Gewebe.

Wasser ist das am häufigsten vorkommende Element in der biochemischen Zusammensetzung Ihres Körpers. Wasser hält Ihr Blut gleichmäßig flüssig und ist sowohl innerhalb als auch außerhalb der Körperzellen zu finden. Muskelgewebe zum Beispiel besteht zu über 75 Prozent aus Wasser.

Die prozentualen Anteile von fettfreier Körpermasse, Fett und Wasser bestimmen Ihre *Körperkomposition*. Wenn Sie zunehmen, nehmen Sie entweder an Muskel-, Fett-, Wassergewicht oder allen dreien zu. Ebenso verlieren Sie, wenn Sie abnehmen, an Muskel-, Fett-, Wassergewicht oder an allen dreien. Der ideale Körper wäre scheinbar eine Kombination aus einem Maximum an Muskeln und einem Minimum an Fett, aber in der Realität gibt es keine ideale Körperkomposition, weder vom gesundheitlichen Standpunkt aus noch vom sportlichen. Der Körperfettanteil von Sportlern/innen schwankt zum Beispiel zwischen etwa fünf und fünfzehn Prozent.

Folgende Aspekte müssen bei der Bestimmung der individuell günstigsten Körperkomposition beachtet werden:

- Wieviel Kraft benötigen Sie.
- Wieviel Grundschnelligkeit.

- Wie wichtig ist für Sie das Verhältnis Kraft/Körpergewicht.
- Brauchen Sie kurze Ausbrüche von Energie, oder müssen Sie Ihre Energien über längere Zeiträume verteilen, was mehr Ausdauer erfordert.
- Wie sehen Ihre Lebensumstände außerhalb des Sports aus. Wieviel und welche Energie beanspruchen sie.

Ein weiterer zu berücksichtigender Gesichtspunkt ist Ihr angeborener *Körpertyp* (ectomorph, mesomorph, endomorph, Mischtyp; s. auch dazu S. 24 f.). Wie weit Sie Ihre Körperkomposition überhaupt verändern können, hängt also auch weitgehend von Erbfaktoren ab.

Wenn Sie das Verhältnis Fett-Muskelsubstanz verändern, können Sie über die Veränderung Ihrer Körperbeschaffenheit auch Ihren Körpertyp in gewissem Maß, sagen wir: nicht verändern, aber gestalten. Aber auch dieses Maß wird von bestimmten Erbfaktoren festgesetzt, wie zum Beispiel:

- Unterschiedlicher Knochenbau, längere oder kürzere, dickere oder dünnere Knochen.
- Unterschiedliche Anzahl von Muskelzellen.
  Beim Aufbau von Muskelsubstanz werden keine neuen Muskelzellen gebildet, sondern die vorhandenen Zellen vergrößert. Wenn sie also mit mehr Muskelzellen geboren sind, haben Sie mehr Substanz, mit der Sie etwas anfangen können.
- Unterschiedliche Arten von Muskelfasern.
  Auch ein sehr komplexer Bereich, aber man kann vereinfacht sagen, daß sich bestimmte Fasern gut für Ausdaueraktivitäten eignen, aber nur schwer zu vergrößern sind, während andere relativ leicht stärker und größer werden, jedoch nicht sehr ausdauernd beansprucht werden können.
  Wieder andere Muskelfasern liegen in ihrer Funktion irgendwo zwischen diesen beiden Extremen. Jede Art von Muskelfaser reagiert unterschiedlich auf Training und Ernährung. Die Muskelfasern Ihres Körpers bestimmen nicht nur Ihre Körperkomposition, sondern auch die Sportarten, in denen Sie Ihren Körper am effektivsten einsetzen können.
- Unterschiedliche Anzahl von Fettzellen.
  Ihr Körper bringt überschüssige Kalorien nicht einfach

irgendwo unter, sondern speichert sie in den vorhandenen Fettzellen. Bei Erwachsenen verändert sich die Anzahl der Fettzellen nur noch unwesentlich. Wenn Sie dicker werden, werden die vorhandenen Fettzellen nur voller. Je mehr Fettzellen Sie haben, desto leichter bilden sich Fettpolster, und desto schwieriger ist es, schlank zu werden und zu bleiben.
- Zahlreiche weitere Faktoren, von denen viele noch nicht endgültig geklärt sind.

Zum Beispiel scheint es unterschiedliche Arten von Fett zu geben; unterschiedliche Kombinationen von Enzymen, die die Speicherung von Fett beeinflussen; eine unterschiedliche Verteilung von Fett am Körper; komplexe biochemische Zusammenhänge von Drüsenfunktionen und Hormonausschüttung; hirnphysiologische Vorgänge, die hier von Bedeutung sind.

Mit anderen Worten, Sie können Ihre Körperkomposition bis zu einem gewissen Grad beeinflussen, aber die Resultate werden letztendlich immer von Ihren Erbanlagen bestimmt und begrenzt sein. Innerhalb dieser Grenzen allerdings bleibt Ihnen ein Spielraum, der Ihnen Möglichkeiten körperlicher Veränderung bietet, die manche von Ihnen in Erstaunen versetzen wird.

Diät

Diät ist eine Frage der zugeführten Kalorien und der Zusammensetzung der konsumierten Nähr- und Aufbaustoffe. Ein Kilogramm Fett hat zum Beispiel etwa 8000 Kalorien (in Kalorien mißt man die in der Nahrung enthaltene Energie, insbesondere die Wärme, die bei der Verbrennung einer bestimmten Menge eines bestimmten Nahrungsmittels entsteht). Wenn man von gleichen Voraussetzungen ausgeht (was eigentlich kaum möglich ist), so setzen Sie jedesmal ein Kilogramm Fett an, wenn Sie 8000 Kalorien mehr verzehrt haben, als Ihr Körper zur Deckung seines Energiebedarfs benötigt; und wenn Sie 8000 Kalorien weniger konsumieren, als Ihr Körper benötigt, bauen Sie ein Kilogramm Fett ab.

Diese Zahlen sind, wie man so schön sagt, nur Vergleichswerte. In Wirklichkeit ist das alles viel komplizierter.

Ihr Körpergewicht hängt nicht nur davon ab, *wieviel* und *was* Sie essen, sondern auch davon, *wann* Sie essen. Ganze Bücher sind über dieses Thema schon geschrieben worden, deshalb hier nur eine Faustregel:

Wenn Sie im Verlauf des Tages mehrere kleinere Mahlzeiten zu sich nehmen, verwertet der Körper die Kalorien effektiver, als wenn Sie wenige große Mahlzeiten verzehren.

Wenn Sie für die nächste Zeit eine Diät ins Auge fassen, so sollten Sie als erstes gleich einmal all die werbewirksam angepriesenen Hunger- und Fastenkuren vergessen!

Das wichtigste, sozusagen der Dreh- und Angelpunkt jeder Gewichtsreduktion ist die ausgewogene Ernährung, das *richtige* Essen.

Im allgemeinen besteht eine ausgewogene Ernährung aus Mahlzeiten in folgender Zusammensetzung:

- zwölf bis 20 Prozent Protein,
- höchstens 30 Prozent Fett,
- reichlich komplexe Kohlehydrate, aber auch einfache Kohlehydrate,
- alle zur Leistungssteigerung notwendigen Vitamine und Mineralstoffe,
- Wasser.

Das Prinzip der ausgewogenen Ernährung, natürlich in entsprechenden prozentualen Verschiebungen, gilt sowohl für die Frauen, die abnehmen wollen, als auch für die, die ein paar Kilogramm zulegen wollen.

Und es gilt ganz besonders für die Frauen, wie Sie, liebe Leserinnen, die entweder mit den Gedanken an ein Bodybuilding- und Fitneßtraining liebäugeln oder vielleicht schon mittendrin stehen.

Gewichtsreduktion – eine Frage der Geduld

Diesmal werden Sie es ganz anders anfangen, sagen Sie sich. Das letzte Mal, als Sie diesen Vorsatz gefaßt hatten – war es voriges Jahr, oder vor zwei Jahren, oder in beiden Jahren? –, haben Sie die Diät nicht durchgehalten, und Ihr Wunschtraum, wieder hübsche Kleider und im Sommer einen Bikini tragen zu können, ist Ihnen genauso hoffnungslos vorgekommen wie die Kalorien, die Sie zusammengegessen haben. Also sind Sie fest entschlossen, es noch einmal zu versuchen. Da es kurz vor dem Jahresende ist, werden Sie gleich nach den Feiertagen anfangen. Sie schreiben alles auf, was Sie morgens, mittags und abends essen werden. Sie notieren sogar die Gramm und die Kalorien. Diesmal werden Sie es besser angehen: Sie werden nicht mehr hungern wie früher immer, aber auf keinen Fall Süßigkeiten und keine kalorienreichen Gerichte.

Wie bei so vielen Frauen, die sich vornehmen, auf Diät zu gehen und ein für allemal abzunehmen, ist Ihr Vorhaben schon allein aufgrund Ihrer falschen Vorstellungen zum Scheitern verurteilt.

Zum ersten setzen Sie sich ein Ziel, aber die einmalige Normalisierung Ihres Körpergewichts und Ihrer Figur ist weder ein vernünftiges noch ein realistisches Ziel. Es sollte ein kontinuierlicher Prozeß sein, frei von falschen Vorstellungen über gutes und schlechtes Essen und von Wünschen wie dem, im Badeanzug eine gute Figur zu machen. Das Problem bei guten Vorsätzen ist die Tatsache, daß Sie eine unmittelbare Spannung hervorrufen, die die Sicht auf das abschließende Ergebnis vernebelt.

Da wäre zum Beispiel der offenbar unausrottbare Irrtum bezüglich des Abbaus von Fett: Sie können allerhöchstens knapp zwei Pfund Fett pro Woche abspecken, und das auch nur, wenn Sie relativ groß und sehr fettleibig sind. Jede Diät von weniger als 1000 kcal. täglich ist zudem äußerst schädlich. Sie werden zu Anfang abnehmen, sicher, aber das wird mehr Wasser und Muskelsubstanz sein als Fett.

Ihr Körper nun reagiert auf diese »Bedrohung«, indem er den Stoffwechsel drosselt und auf diese Weise allen Ihren Bewegungen einen Teil Ihrer ursprünglichen Intensität nimmt, um so viele Kalorien wie nur irgend möglich zu speichern. Nach den erfreulichen Anfangsresultaten wird es nicht mehr so schnell gehen wie vorher, und Sie werden auch nicht mehr so intensiv Sport treiben können. Außerdem werden Sie schneller ermüden. Wenn Ihre Gedanken ständig um den Abbau von Fett kreisen, werden Sie wahrscheinlich nie im Leben wirksam abnehmen. Warum quälen Sie sich, indem Sie hungern, ständig kaputt und gereizt sind und sich bei Tisch keine Annehmlichkeiten leisten, wenn Sie doch eigentlich nur auf ganz wenige Dinge verzichten und körperlich etwas aktiver werden müßten? Da es keine Möglichkeit gibt, schnell abzunehmen, müssen Sie sich auf die einzig effiziente Diät einlassen – und die heißt: Geduld.

Wir leben in einer rasanten Zeit. Alles muß schneller gehen, ohne Umschweife, ohne Umwege, linear von einem Punkt zum anderen. Nichts darf uns aufhalten. Relativ gesehen geht Abnehmen schnell. Wenn Sie im Lauf von Jahren 20 Pfund zugenommen haben, ist es relativ schnell, wenn Sie dieses Gewicht in nur einem Jahr wieder abgebaut haben. Dazu brauchen Sie lediglich etwa 200 kcal. pro Tag zu streichen. Das macht nicht viel Essen aus, auf das Sie verzichten müssen, insbesondere wenn es sich um eher fettes Essen handelt. Man weiß auch, daß im allgemeinen das niedrigere Körpergewicht um so wahrscheinlicher gehalten wird, je *langsamer* der bzw. die Betreffende vorher abgenommen hat. Und auf diese Weise werden Sie Fett los, nicht fettfreies Muskelgewebe. Sie brauchen keine Kalorientabelle, und Sie brauchen sich auch nicht nach irgendeiner speziellen Diät richten. Sie brauchen nur einige fetthaltige Dinge von Ihrem täglichen Küchenzettel zu streichen. (Und Sie vermeiden dieses – sehr vitale – Verhalten Ihres Körpers, auf drastisches Hungern mit ebenso drastischen Gegenmaßnahmen [Anlegen eines Fettdepots in »böser Vorahnung« möglicher wiederholter Crash-Diäten] zu reagieren.)

Essen Sie beispielsweise weniger Mayonnaise, Butter und Margarine, denn diese Dinge haben alle ca. 100 kcal. pro Eßlöffel. Wenn Sie nicht ohne Ihre tägliche Portion Joghurt auskommen möchten, halbieren Sie sie einfach. Sie werden überrascht sein, wieviel mehr weniger sein kann. Auf diese Weise brauchen Sie nicht mit energieliefernden Kohlehydraten und gewebebildendem Protein zu geizen. Das ist im Grunde schon alles. Je weniger fettes und süßes Essen, desto mehr »Raum« haben Sie für nahrhaftere Dinge mit weniger Kalorien. Es ist fast lächerlich einfach, daß keine weiteren diätetischen Ratschläge erforderlich sind – und doch werden sie von den meisten Menschen schnell wieder vergessen – vielleicht weil es zu einfach ist?

Bleiben Sie vor allem bei Ihrer reduzierten Kalorienzufuhr. Wenn Sie an Feiertagen oder bei Festlichkeiten nicht widerstehen können, machen Sie anschließend einfach genauso weiter wie vor der Schlemmerei, anstatt zur nächsten Waage zu rennen, um sich schwarz auf weiß zu bestätigen, wie schlecht Sie wieder gewesen sind. Treiben Sie Sport, natürlich. Abgesehen von den beim Sport verbrannten Kalorien regt sportliche Aktivität den Stoffwechsel an, so daß der Körper später sogar noch in Ruhe zusätzliche Kalorien verbraucht. Sportliches Training verhindert außerdem, daß der Organismus Muskelgewebe zur Energieversorgung heranzieht. Je höher Ihr fettfreies Körpergewicht, desto mehr Kalorien können sie konsumieren, ohne zuzunehmen.

Wer zu streng mit sich umgeht, beschwört Konflikte herauf, die nur ein Scheitern ihres Vorhabens nach sich ziehen werden. Wenn Sie gelassen, aber gezielt und konsequent vorgehen, werden Sie sich mit der Zeit Eßgewohnheiten aneignen, mit denen Sie angenehm leben können, ohne Nährstoffmangel zu provozieren oder unter permanenten psychischen Druck zu geraten.

Es ist klar, daß alle diese Empfehlungen nicht für die Frauen unter Ihnen gelten können, die krankheitsbedingt dickleibig sind. Sie müssen ärztliche Hilfe beanspruchen, sowohl was Ernährungsfragen angeht, als auch wenn sie vorhaben, ein Bodybuilding- und Fitneßtraining aufzunehmen.

Fit mit Gewichtetraining

Tips für Anfänger

Immer wieder stellen Frauen mir dieselbe Frage: »Was muß ich tun, um Bodybuilderin zu werden?« Und immer gebe ich dieselbe Antwort: Wenn Sie Ihren Körper verändern wollen, müssen Sie Ihren Lebensstil ändern. Bei dem einen trifft diese Antwort zunächst auf Erstaunen, dem anderen scheint das etwas zuviel verlangt. Ist es aber nicht, wenn Sie bedenken, was Sie zu gewinnen haben. Die Veränderung von Lebensstil und Körper bringt Ihnen:

- Verbesserung oder Stabilisierung Ihrer Gesundheit.
- Effektiveres Fitneßtraining. Sie werden einfach sportlicher.
- Erweitertes Wissen über Ihren Körper, Ihre Anatomie und Physiologie und über Ihre Psyche.
- Gesteigertes Selbstwertgefühl.
- Mehr Kraft und Lebenslust in allen Lebensbereichen.

Als Bodybuilding-Anfängerin müssen Sie dreimal wöchentlich mindestens eine Stunde auf Ihr Training verwenden, zum Beispiel Montag, Mittwoch und Freitag, also mit einem Ruhetag dazwischen. Leistungs-Bodybuilderinnen trainieren bis zu zwei oder drei Stunden sechs Tage die Woche, aber man erzielt schon mit sehr viel weniger Training positive Ergebnisse.

Achten Sie bei der Wahl Ihres Studios auf eine große Auswahl an freien Gewichten, Zugmaschinen und Trainingsmaschinen.

Mit der Formung Ihres Körpers haben Sie natürlich ein anderes Ziel als ein Gewichtheber und ein entsprechend anderes Trainingsprogramm. Sie werden Ihren ganzen Körper beanspruchen (nicht nur Ihre stärksten Muskeln), indem Sie alle Muskelgruppen trainieren – Arme, Schultern, Brust, Rücken, Bauchmuskeln, Gesäßmuskeln, Oberschenkel und Waden. Grundsätzlich sind zwei oder drei verschiedene Übungen für jeden Körperteil zu empfehlen. Von jeder Übung machen Sie drei Sätze. Wenn Sie *massiger* werden wollen, verwenden Sie schwerere Gewichte für sechs bis acht Wiederholungen. Leichtere Gewichte und höhere Wiederholungszahlen sind am besten zur *Festigung und Straffung* des Körpers geeignet.

Wenn Sie dreimal pro Woche trainieren, sollten Sie bei jedem Training den ganzen Körper belasten. Wenn Sie öfter trainieren können, ist das sogenannte Split-System für Sie ideal. In einem einfachen Split-Programm trainieren Sie den Oberkörper an einem Trainingstag und den Unterkörper am nächsten. Waden und Bauchmuskeln können bei jedem Training belastet werden. Damit die Muskeln wachsen können, muß man Ruhepausen einlegen. Trainieren Sie also höchstens an zwei aufeinanderfolgenden Tagen und ruhen Sie sich am dritten Tag aus.

Als Anfängerin wird man zunächst mit einem wahren Wust an Neuem konfrontiert: Übungstechniken, Trainingsprogramme, Sitz und Bezeichnung der einzelnen Muskeln, auch Tricks zur Trainingsmotivation sind nur einige Beispiele für das, was auf Sie einstürmen wird. Aber keine Angst, im allgemeinen treffen Sie im Studio auf fachkundige Berater, die Ihnen zur Seite stehen werden (darauf sollten Sie übrigens bei der Auswahl Ihres Studios auch achten) und über die ersten Klippen hinweghelfen. Auch gute Literatur kann Ihnen helfen, all diese Informationen zu verstehen und zu verarbeiten. Echte Bodybuilding-Freaks können mit kompletten Fitneßbibliotheken aufwarten, bestehend aus Magazinen, medizinischen Fachzeitschriften, anatomisch-physiologischen Karten und einschlägigen Büchern. So weit müssen Sie nicht unbedingt gehen, aber Sie sollten die wichtigsten Informationen vielleicht sammeln und auch aufbewahren. Günstig ist es, wenn Sie sich ein *Trainingsbuch* anlegen, in das Sie Trainingsfrequenz (Wochenplan, Übungen, Sätze, Wiederholungen), Trainingsintensität (Gewichte und Trainingstempo) und die Eindrücke und Gefühle eintragen, die Sie an den jeweiligen Trainingstagen (auch außerhalb des direkten Trainings) und bei den einzelnen Übungen gehabt haben. Auf diese Weise reflektieren Sie noch mal die verschiedenen Ereignisse und Abläufe und erfahren so am besten, welche Übungen für Sie persönlich gut sind, was Ihnen besonders Spaß macht und womit Sie sich zuviel zugemutet haben. Bei der Zusammenstellung und Kontrolle Ihrer Mahlzeiten hilft Ihnen ein *Ernährungstagebuch.*

Das eigentliche Motto von Bodybuilding und Fitneßsport ist: Sich selbst kennenlernen!

Ernährung im Training

Wenn Sie zu dick sind, wollen Sie wahrscheinlich abnehmen, und wenn Sie zu mager sind, zunehmen. Beide Extreme trifft man im Studio. Bei langsamem Abnehmen ist es – wie wir bereits sahen – wahrscheinlicher, daß man sein neues Gewicht halten kann. Ein maximaler Abbau von zwei Pfund Fett pro Woche ist realistisch. Muskelzuwachs geht sogar noch langsamer vor sich. Bei richtigem Training und vernünftiger Ernährung ist ein Pfund reine Muskelmasse pro Monat schon eine optimistische Erwartung.

Zunehmen oder Abnehmen ist aber nicht alles. Bodybuilderinnen entwickeln ihr gesundes Aussehen mit einer fett-, natrium- und kalorienarmen Ernährung.

Ihre Ernährung richtet sich nach Ihrem individuellen Stoffwechsel, aber grundsätzlich müssen Sie fünf oder sechs Mahlzeiten täglich einnehmen, damit die Nährstoffe richtig aufgenommen werden und der Körper ausreichend mit Energie versorgt wird.

Schweinefleisch ist praktisch verboten. Rindfleisch dürfen Sie sich nur selten gönnen. Sie werden sich an Huhn und Fisch gewöhnen müssen. Butter, Margarine, Salatöl, Mayonnaise – überhaupt alles Fettige – sollte äußerst sparsam verwendet werden. Gebratenes ist out. Gedünstetes Gemüse können Sie in beinahe unbegrenzten Mengen essen, solange Sie auf Soßen verzichten. Vollkornbrot ist eine gute Quelle für komplexe Kohlehydrate, aber einige Scheiben am Tag sind mehr als genug. Essen Sie frisches Obst anstatt eingelegter Konservenfrüchte. Wenn Sie Lust auf Orangensaft haben, essen Sie eine Orange und trinken Sie ein Glas Wasser.

Trinken Sie überhaupt mehr Wasser statt anderer Getränke. Ersetzen Sie Vollmilch durch fettarme Milch. Sogar auf Diätgetränke sollten Sie verzichten – nicht wegen der Kalorien, sondern wegen des Natriums. Einige Bodybuilderinnen sind von Süßstoffen begeistert, aber am besten streichen Sie Süßes und Speisen mit künstlichen Zusätzen ganz aus ihrem Speiseplan.

Selbsteinschätzung – Selbstmotivation

Sie stehen am Beginn einer Reise, die nicht nur Ihren Körper, sondern auch Ihre Gewohnheiten und Ihr Bild, das Sie von sich haben, verändern wird. Um Bodybuilderin zu werden und als solche bei der Stange, besser: am Gewicht zu bleiben, müssen Sie wissen, was Sie wollen, das heißt auch, wie Sie aussehen wollen. Sie müssen das Bild, das Sie von sich haben, gegen Ihr Wunsch-Selbstbild austauschen. Wenn Sie dieses deutlich genug visualisiert haben und sich immer wieder vor Augen holen, wird Ihr Unterbewußtsein Ihren Körper anregen, es zu realisieren.

Verschiedene Tricks können dabei helfen: Sie könnten Ihr Porträt auf das Foto einer Frau kleben, die in den Körpermaßen Ihren Idealvorstellungen am nächsten kommt, und die Collage am Kühlschrank oder Spiegel oder wo auch immer Sie »sich« gut und oft sehen können, befestigen.

Stellen Sie sich in Ihren Tagträumen vor, wie Sie in sechs Monaten mit Ihrem neuen Körper aussehen werden. Denken Sie beim Training daran, wie jede Übung Sie Ihrem Ziel ein Stück näher bringt. Stellen Sie sich auch vor, Sie hätten Ihr Ziel bereits erreicht, und sonnen Sie sich ruhig im voraus bereits in all den Komplimenten, die man Ihnen machen wird.

Sobald Sie sehen, wie Ihr Körper sich durch das Training positiv entwickelt, werden Sie beginnen, sich selbst besser leiden zu können. Die beiden Vorgänge beschleunigen sich gegenseitig: Je höher Ihr Selbstwertgefühl, desto deutlichere Fortschritte macht Ihr Körper, und umgekehrt.

Gleichgültig, von welcher Seite Sie es betrachten, die Veränderung Ihres Lebensstils zur Verbesserung von Gesundheit und Aussehen wird alle Mühen lohnen!

Und noch einmal Besonderheiten:
Muß eine Frau anders trainieren als ein Mann?

Man hat sich also – wie wir bereits sahen – von verschiedener Seite Gedanken über die geschlechtsspezifischen Unterschiede zwischen Männern und Frauen und über deren Auswirkungen auf ein Bodybuilding- und Fitneßtraining gemacht. Ich persönlich halte diese Diskussion, so wie bisher geführt, für irrelevant. Wenn man schon anatomische und physiologische Unterschiede und ihre möglichen Folgen für Training und Trainingsergebnisse debattiert, wäre m. E. nur die Frage interessant, ob Frauen und Männer auf das Training unterschiedlich *reagieren* und von daher unterschiedlich trainieren sollten.

Aber da auch ich immer wieder in meiner praktischen Tätigkeit als Fitneßtrainer nach solchen Dingen gefragt werde und daher annehme, daß da echte Ängste und irrige Vorstellungen existieren, sehen wir uns doch noch einmal an, wie das in der Praxis aussieht.

Anatomische Unterschiede

Die Frauen haben im Verhältnis zum ganzen Körper ein stärkeres, breiteres Becken als Männer. Die breiteren Hüften geben ihnen ein besseres Gleichgewicht und einen niedrigeren Schwerpunkt. Das hat kaum Auswirkungen auf das Training an sich, obwohl Frauen dadurch generell beweglicher sind als Männer und ihre Muskeln über einen größeren Bewegungsspielraum hinweg trainieren können.

Männer werden immer stärker sein und höhere Gewichte heben, weil sie grundsätzlich größer und kräftiger sind.

Der weibliche Unterkörper ist dazu angelegt, besser Kraft und Muskelmasse zu entwickeln als der Oberkörper. Bei Männern ist das etwas anders, obwohl der Unterschied nicht so deutlich zu bemerken ist.

Männer haben im Verhältnis zu ihrem Unterkörper breitere Schultergürtel, während es bei Frauen genau umgekehrt ist. Frauen bauen im Unterkörper schneller Kraft und Masse auf als im Oberkörper. Trotzdem trainieren sie mit denselben Übungen wie die Männer.

Frauen scheinen anfälliger für laterale (seitliche) Verschiebungen der Kniescheibe zu sein. Das liegt an den breiteren Hüften, durch die die Oberschenkelknochen einen spitzeren Winkel zwischen Hüfte und Knie bilden. Sie sollten also unbedingt viel Beinstrecken trainieren, um Ihre Knie so gut wie möglich zu stabilisieren. Bei schnellen, dynamischen Hebebewegungen mit dem Oberkörper – wie sie beim Gewichtheben vorkommen – sollten Sie sehr vorsichtig sein. Frauen haben im allgemeinen schwächere Schulter- und Ellbogengelenke und Neigung zum Überstrecken der Ellbogen und sollten deshalb auch diesen Bereich nicht zu stark belasten.

Körperfett

Frauen haben von Natur aus mehr Fett als Männer. In Wettkampfform liegt der Körperfettanteil einer aktiven Bodybuilderin im Schnitt noch zwischen zehn und 16 Prozent. Bei Männern liegt er niedriger. Einige der inneren Organe, besonders die Fortpflanzungsorgane, sind von mehr Fett umgeben, dem sogenannten essentiellen Fett. Außerdem neigen Frauen dazu, mehr Körperfett an den Beinen anzusetzen, und das macht es ihnen natürlich schwerer, ihre Beinmuskulatur zu entwickeln. Trainieren Sie viele verschiedene Übungen in Verbindung mit vollwerter, das heißt auch: fettarmer Ernährung, um Ihre Beinmuskeln optimal aufzubauen.

Am Oberkörper und im Bereich von Bauch und Taille werden Frauen genauso muskulös wie Männer. Vielleicht interessiert es Sie an dieser Stelle, daß Frauen wegen ihres höheren Körperfettanteils bei Meisterschaften nicht so stark nach der Muskulatur bewertet werden wie die Männer. Würde bei der Beurteilung größerer Wert auf die Muskulatur gelegt, so müßten sie viel extremer auf Diät gehen als Männer, und das hätte mit Sicherheit gesundheitliche Folgen. Inzwischen wissen wir, daß Störungen im Menstruationszyklus eintreten können, wenn ihr Körperfettanteil unter zwölf Prozent sinkt.

Muskelzuwachs und Kraftentwicklung

Männer haben stärkere Knochen und Muskeln als Frauen und sind deshalb größer und kräftiger. Die größere Körperkraft der Männer hängt weitgehend mit ihrem höheren Körpergewicht zusammen. In Relation zu ihrem niedrigeren Körpergewicht gesehen, sind Frauen zum Beispiel in den Beinen genauso stark wie Männer. Beim Kniebeugen und Kreuzheben schneiden sie also verhältnismäßig gut ab, im Gegensatz zum Bankdrücken.

Genau wie Männer reagieren Frauen auf Bodybuilding mit wachsender Kraft und dem Abbau von Fett.

Männer entwickeln wegen ihres spezifischen Hormonhaushaltes in der Regel mehr und schneller Muskelmasse. Da Frauen über weniger Testosteron (das diesbezüglich ausschlaggebende Hormon) verfügen als Männer, erzielen sie weniger Muskelwachstum pro Trainingseinheit. Sie nehmen zwar etwas an Masse zu, reagieren aber in der Hauptsache mit Kraftzuwachs. Bei Frauenmeisterschaften kommt es auch deshalb weniger auf die reine Muskelmasse als auf Form, Symmetrie, Separation und Präsentation der Muskeln an. Wenn man von Frauen so große Muskeln erwarten würde wie von Männern, wären Anabolika (Dopingsubstanzen) allgegenwärtig.

Grundsätzlich haben Frauen dieselben Arten von Muskelfasern. Sie können zwar ihre Muskeln nicht so anspannen, aber in bezug auf Ausdauer sind ihre Muskeln durchaus gleichwertig. Frauen sind unter anderem deshalb im Bodybuilding so gut, weil Bodybuilding auch ein *Ausdauer*sport ist.

Bodybuilding ist der ideale Sport für Frauen. Und: Bodybuilding ist, *was Sie daraus machen*. Frauen können auf Kraft und Leistung trainieren oder »nur« zum Abnehmen und für die allgemeine Fitneß. Sie können genauso trainieren wie Männer, genauso hart und genauso lange. Bodybuilding eignet sich zur fast maßgeschneiderten Entwicklung eines gesunden, schönen, wohlgeformten Körpers.

Es ist nicht Sinn des Bodybuilding- und Fitneßtrainings, Unterschiede zwischen Frauen und Männern aufzuheben, auch nicht auf ein allgemeines weibliches Ideal hinzuarbeiten, sondern, auf den individuellen Voraussetzungen aufbauend, gerade die eigenen, besonderen (*unterscheidbaren*) vielfältigen Kräfte zu entwickeln.

Vergessen Sie also bitte gleich zu Beginn Ihre diesbezüglichen Ängste und trennen Sie sich besser von allen unklaren Vorstellungen und Vorurteilen, indem Sie sachliche Information suchen, die Ihnen hilft, Ihrem Ziel ein Stück näher zu kommen.

Ihr Grundübungsprogramm

Das Prinzip, das der Auswahl von Trainingsübungen zu Grunde liegt, nennt man Muskelisolierung. Um einen Muskel oder eine Muskelgruppe zu isolieren, muß man die betreffenden Muskeln in ihrem primären Bewegungsablauf belasten und dabei Behinderung oder Unterstützung durch andere, benachbarte Muskeln weitgehend ausschließen. Das ist die einfachste und direkteste Art, einen Muskel zu trainieren. Führen Sie deshalb jede Übung vollständig von der Ausgangsposition bis zur Endposition aus. Abgekürzte, unvollständige Bewegungen bringen nicht den vollen Trainingsnutzen.

Die im folgenden angeführten Übungen sind die einfachsten Grundbewegungen für jeden Muskel (oder Muskelgruppe) des Körpers. Weil es sich um Grundübungen handelt, sind sie bestens für Anfänger geeignet, die Kraft und Masse aufbauen oder den Grundtonus ihrer Muskeln verbessern und Ihrem Körper insgesamt zu einer größeren Straffheit und Festigkeit verhelfen möchten. Sie werden diesen Übungen im Laufe Ihrer – vielleicht – Trainingsjahre immer wieder begegnen. Sie sind gewissermaßen das Stützskelett des Bodybuildings.

Wenn Sie erst einmal eine Weile trainiert haben (nach ein paar Wochen oder später), möchten Sie vielleicht Ihr Training vielfältiger gestalten. Die Grundübungen können dann auf verschiedene Weise variiert werden, was ab einem gewissem Trainingsstand sehr effektiv ist und eventuell genau die Abwechslung bietet, die Sie brauchen, um Ihr Interesse am Training wachzuhalten oder noch zu steigern.

Grundübungsprogramm mit Übungen zum Variieren

Aufwärmen

Laufen, Radfahren (Ergometer), Gymnastik (Dehn- und Streckübungen).

Übungen für die Brustmuskulatur

Bankdrücken (Abb. 1 + 2)

Ausführung: Rückenlage mit schulterbreitem Griff; Gewicht nach oben drücken; Handgelenke fixieren; Ellenbogen nicht überstrekken; beim Hochdrücken ausatmen, beim Senken einatmen.
Sätze: 2; Wiederholungen: 10; Zeit: 1 Woche.

Butterfly (ohne Abb.)

Ausführung: Aufrechter Sitz; Becken fixiert; Kopf in Verlängerung der Wirbelsäule; Unterarme gegen die Polster drücken; Handgelenke fixieren; nicht mit der Wirbelsäule ausweichen; beim Zusammenführen ausatmen, beim Zurückführen einatmen.
Sätze: 2; Wiederholungen: 10; Zeit: 1 Woche.

Schrägbank-Drücken (ohne Abb.)

Ausführung: Schulterbreit greifen; die Langhantel hochdrücken, bis die Arme nahezu gestreckt sind; Handgelenke fixieren; Kopf in Verlängerung der Wirbelsäule; beim Hochdrücken ausatmen, beim Senken einatmen.
Sätze: 2; Wiederholungen: 10; Zeit: 1 Woche.

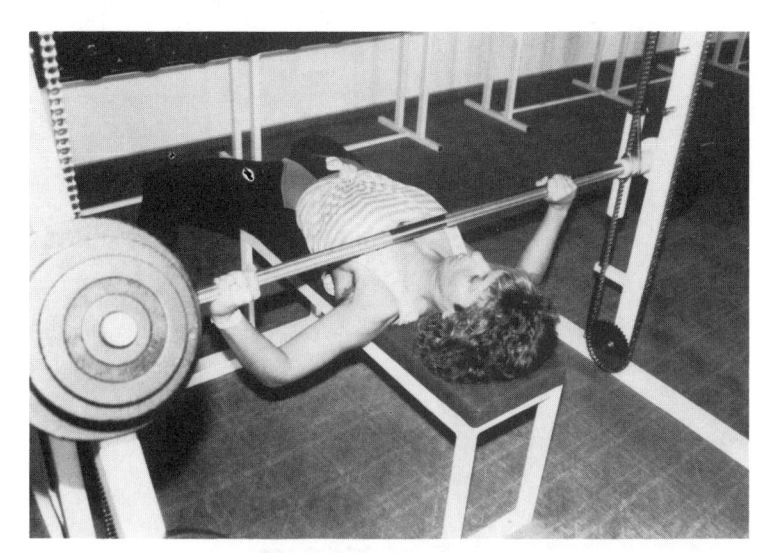

Abb. 1

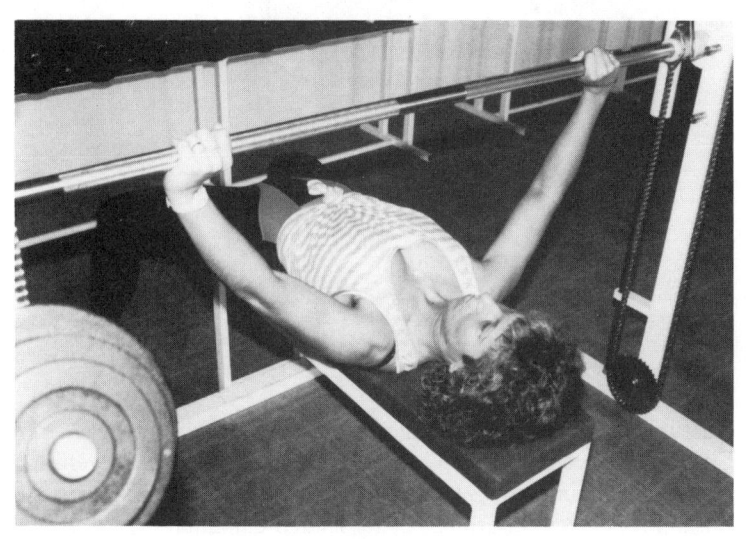

Abb. 2

59

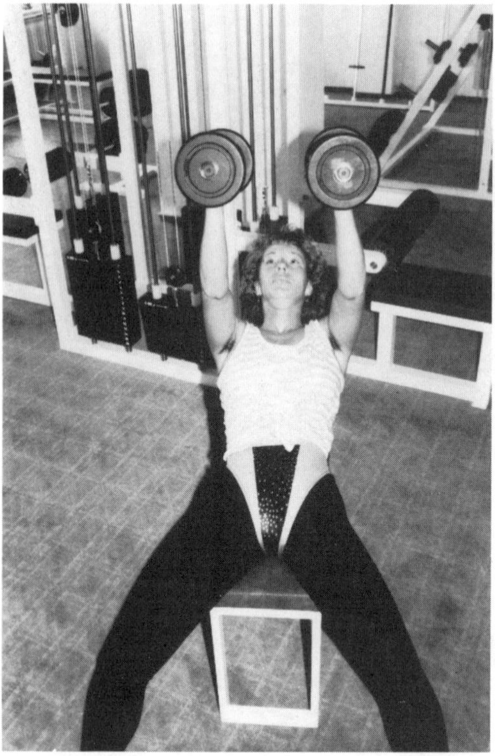

Abb. 3

Übungen zur Variation

Flyings mit Kurzhanteln (Abb. 3 + 4)

Ausführung: Rückenlage; angestellte Beine; bei leicht gebeugten Ellenbogen werden die Gewichte langsam zusammengeführt; Handgelenke fixieren; Gewichte nicht zu weit herunterlassen; beim Zusammenführen ausatmen, beim Senken einatmen.
Sätze: 2; Wiederholungen: 10; Zeit: 1 Woche.

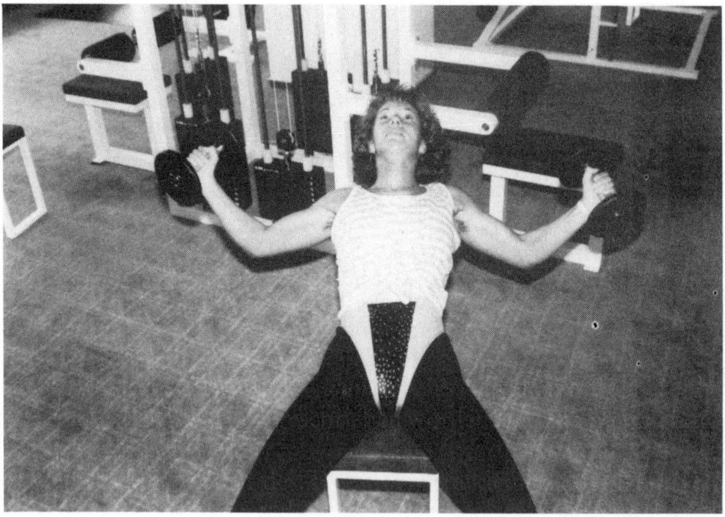

Abb. 4

Kabelziehen (ohne Abb.)

Ausführung: Schrittstellung; Becken fixieren; Kabel vor der Körperebene zusammenziehen; Handgelenke fixieren; nicht mit der Wirbelsäule ausweichen; beim Zusammenziehen ausatmen, beim Zurückführen einatmen.
Sätze: 2; Wiederholungen: 10; Zeit: 1 Woche.

Langhanteldrücken (ohne Abb.)

Ausführung: Langhantel mit schulterweitem Griff auf Schulterhöhe; bei gestreckten Beinen und aufrechtem Rücken über den Kopf drücken; anschließend absenken; beim Hochdrücken ausatmen, beim Senken einatmen.
Sätze: 2; Wiederholungen: 10; Zeit: 1 Woche.

Übungen für die Schultermuskulatur

Nackendrücken (Maschine [ohne Abb.])

Ausführung: Unter korrektem Sitz (Sie spüren die Sitzbeinhöcker) die Griffe etwas mehr als schulterbreit greifen und langsam nach oben drücken; Ellenbogen leicht gebeugt halten; Becken fixieren; beim Hochdrücken ausatmen, beim Senken einatmen.
Sätze: 2; Wiederholungen: 10; Zeit: 1 Woche.

Seitwärtsziehen an Kabelzügen (ohne Abb.)

Ausführung: Kabel mit leicht gebeugten Armen bis 120 Grad ziehen (Variation: Die Übung kann so ausgeführt werden, daß der Griff hinter dem Rücken gehalten wird); beim Hochziehen ausatmen, beim Senken einatmen.
Sätze: 2; Wiederholungen: 10; Zeit: 1 Woche.

Nackenziehen (ohne Abb.)

Ausführung: Langhantel mit schulterbreitem Griff (Variation: mit engem Griff) fassen; langsam bis zur Kinnspitze ziehen; Gewicht wieder langsam senken; keinen Rundrücken machen; beim Hochziehen ausatmen, beim Senken einatmen.
Sätze: 2; Wiederholungen: 10; Zeit: 1 Woche.

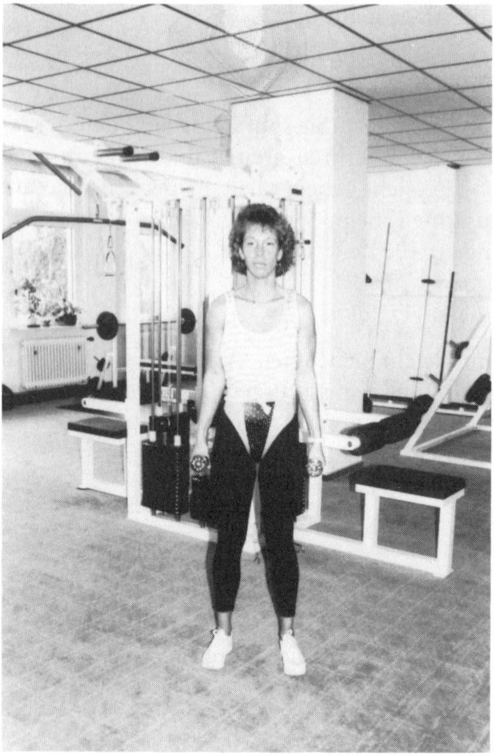

Abb. 5

Übungen zur Variation

Seitheben (Abb. 5 + 6)

Ausführung: Zwei Kurzhanteln mit nach innen gerichteten Handflächen vor den Körper halten; mit gestreckten Armen seitlich so hoch wie möglich anheben; wieder senken; beim Anheben ausatmen, beim Senken einatmen.
Sätze: 2; Wiederholungen: 10; Zeit: 1 Woche.

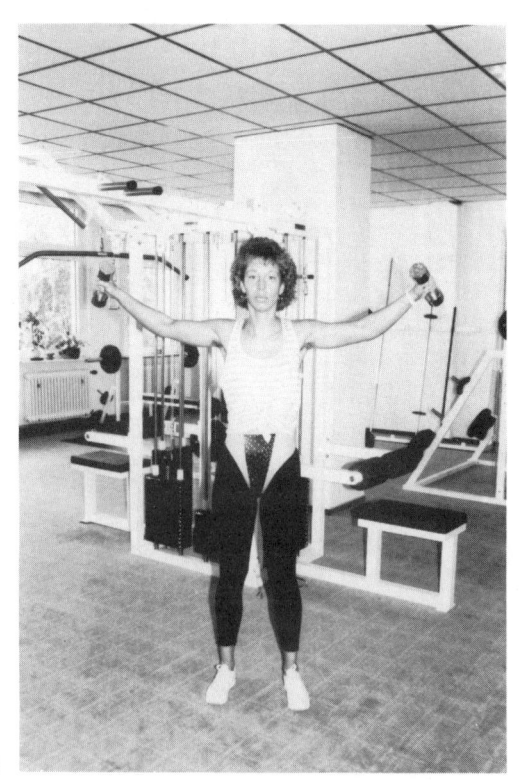

Abb. 6

Umsetzen (beidseitiges oder abwechselndes Kurzhanteldrücken [ohne Abb.])

Ausführung: Bequem aufrecht hinstellen; Kurzhanteln in der Curlbewegung zu den Schultern hochbringen (beim Anheben und Senken die Hanteln drehen); kann auch abwechselnd vorgenommen werden; beim Hochbringen ausatmen, beim Zurückbringen einatmen.
Sätze: 2; Wiederholungen: 10; Zeit: 1 Woche.

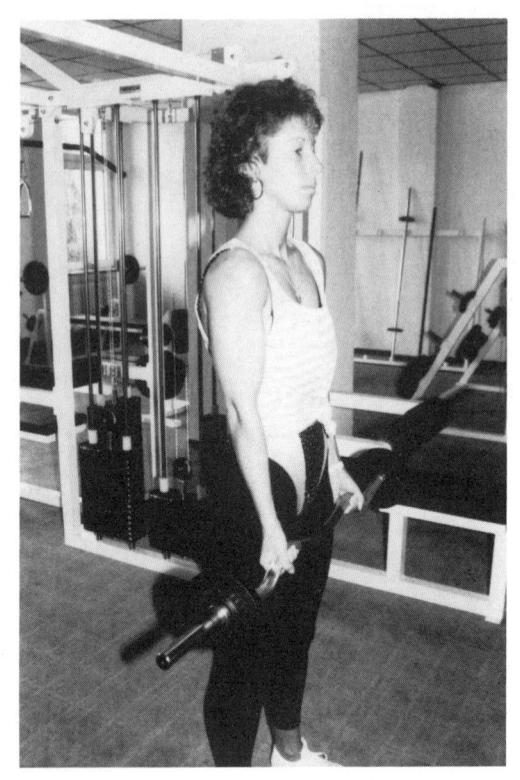

Abb. 7

Übungen für die Arme (Bizeps/Trizeps)

Langhantelcurls (SZ-Hantel [Abb. 7 + 8])

Ausführung: Bequem aufrecht hinstellen; die Langhantel mit schulterweitem Griff so aufnehmen, daß die Hantelstange quer über den Oberschenkeln liegt; Hantel in Curlbewegung langsam auf Brusthöhe bringen; langsam wieder absenken; beim Hochbringen ausatmen, beim Senken einatmen.
Sätze: 2; Wiederholungen: 10; Zeit: 1 Woche.

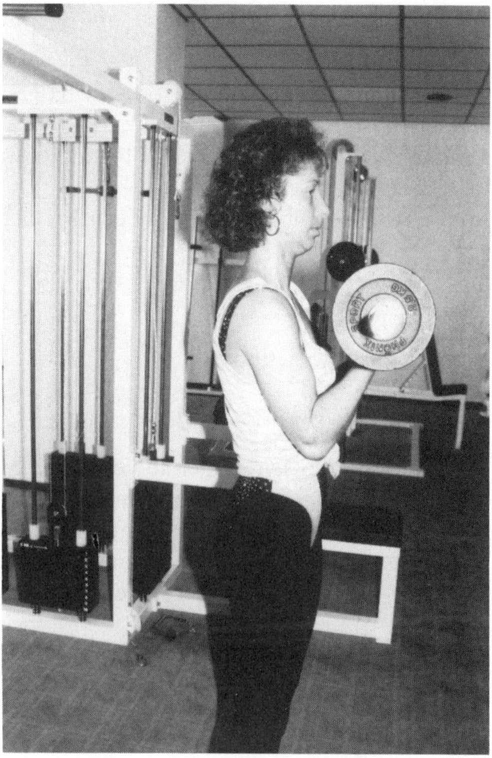

Abb. 8

Wechselseitige Bizepscurls an der Bizepsmaschine (ohne Abb.)

Ausführung: Aufrechter Sitz; Hanteln wechselseitig in Richtung Schultern heben (Variation: beide Hanteln gleichzeitig in Richtung Schultern heben); Handgelenke fixieren; Ellenbogen nicht vom Körper lösen; nicht Schwung holen; beim Anheben ausatmen, beim Senken einatmen.
Sätze: 2; Wiederholungen: 10; Zeit: 1 Woche.

Trizepsdrücken am Kabel (oder an der Trizepsmaschine [ohne Abb.])

Ausführung: Schrittstellung; Becken fixieren; Ellenbogen seitlich eng am Körper anlegen; Zugseil zum Oberschenkel herunterdrükken, bis die Arme gestreckt sind; beim Herunterdrücken ausatmen, beim Zurückführen einatmen.
Sätze: 2; Wiederholungen: 10; Zeit: 1 Woche.

Übungen zur Variation

Trizeps-Kickback (Abb. 9 + 10)

Ausführung: Beidseitig oder abwechselnd Kurzhantel am gebeugten Arm an der Seite halten; Arm nach hinten ausstrecken; einen Moment in der gestreckten Position verharren; Hantel senken; beim Ausstrecken ausatmen, beim Senken einatmen.
Sätze: 2; Wiederholungen: 10; Zeit: 1 Woche.

Übungen für die Rückenmuskulatur

Rumpfdrehen (römische Liege, Bauchbrett [ohne Abb.])

Ausführung: Füße untergreifen; Arme hinter dem Kopf; Körperdrehung abwechselnd links und rechts; gleichmäßig ein- und ausatmen.
Sätze: 2; Wiederholungen: 15–20; Zeit: 1 Woche.

Ziehen zur Brust (unterer Lat-Maschinenzug [ohne Abb.])

Ausführung: Hantelstange der Zugmaschine schulterweit greifen; bis auf Brusthöhe herunterziehen; langsam wieder nach oben bewegen; beim Herunterziehen ausatmen, beim Hochbewegen einatmen.
Sätze: 2; Wiederholungen: 10; Zeit: 1 Woche.

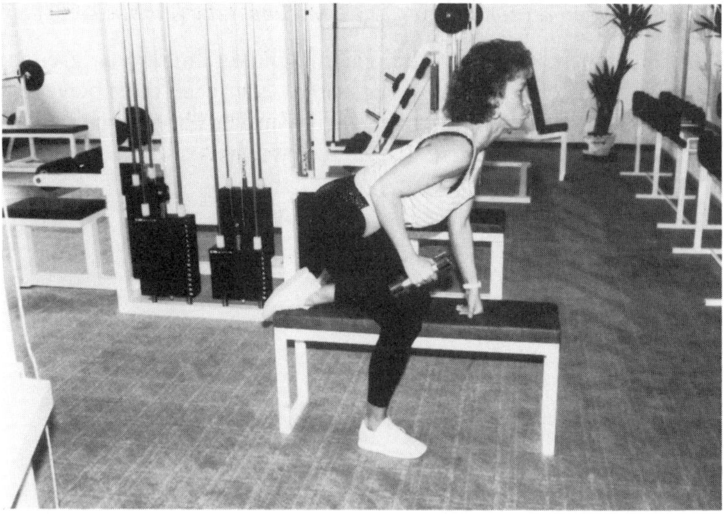

Abb. 9

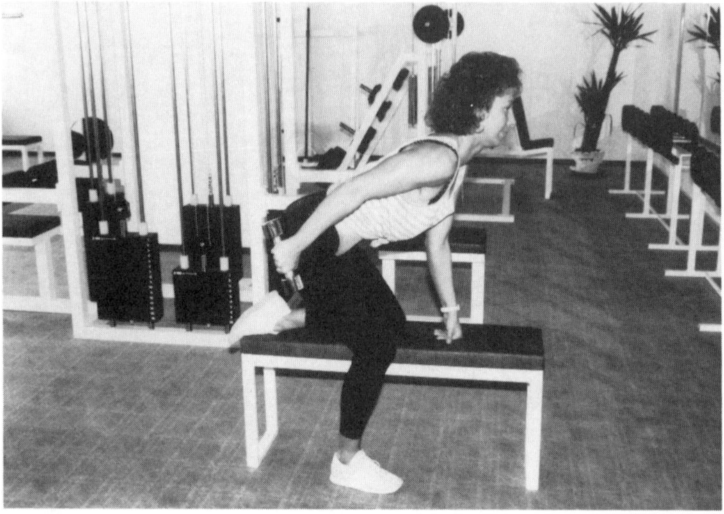

Abb. 10

Ziehen in den Nacken (oberer Lat-Maschinenzug [Abb. 11-13])

Ausführung: Hantelstange der Zugmaschine schulterweit greifen; zum Nacken herunterziehen; langsam wieder nach oben bewegen; beim Herunterziehen ausatmen, beim Zurückführen einatmen.
Sätze: 2; Wiederholungen: 10; Zeit: 1 Woche.

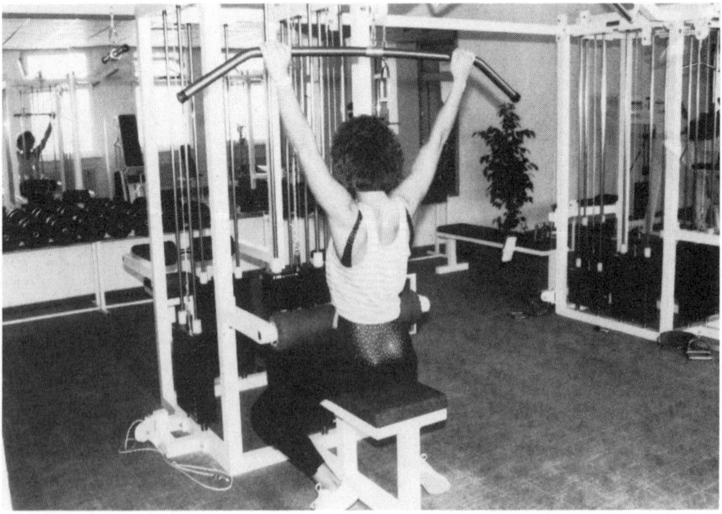

Abb. 11

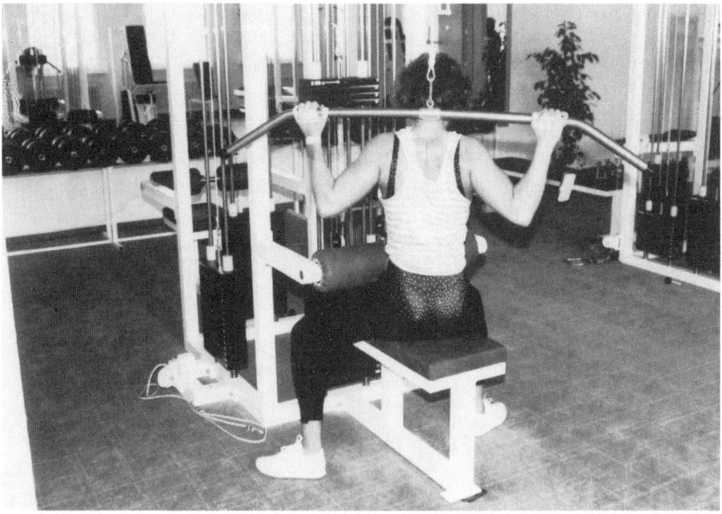

Abb. 12

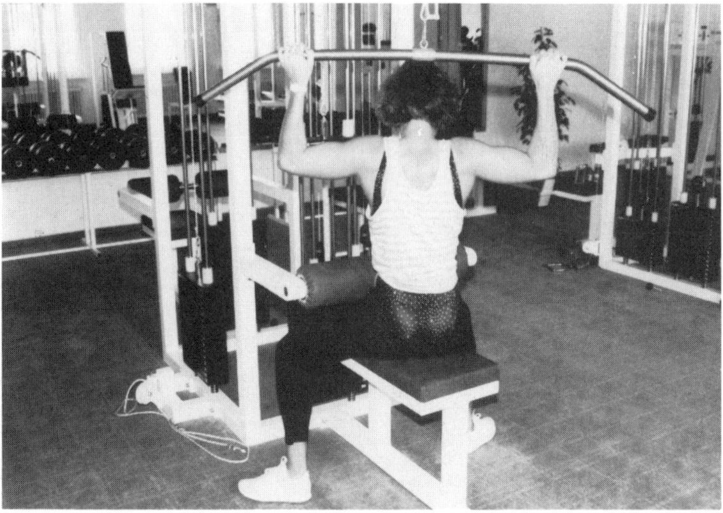

Abb. 13

Übung zur Variation

Rudern vorgebeugt (Abb. 14 + 15)

Ausführung: Mit Kurz- oder Langhantel in der Hüfte vorbeugen, bis der Oberkörper parallel zum Fußboden liegt; Gewicht unter Beanspruchung der Rückenmuskeln an die Brust heben; beim Heben ausatmen, beim Senken einatmen.
Sätze: 2; Wiederholungen: 10; Zeit: 1 Woche.

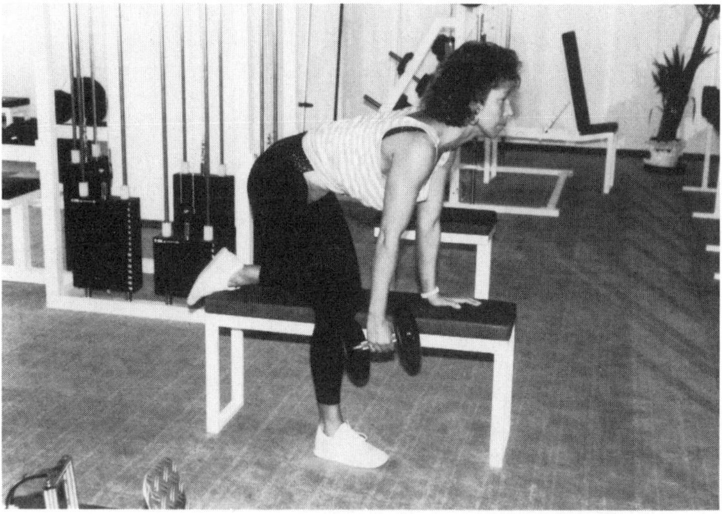

Abb. 14

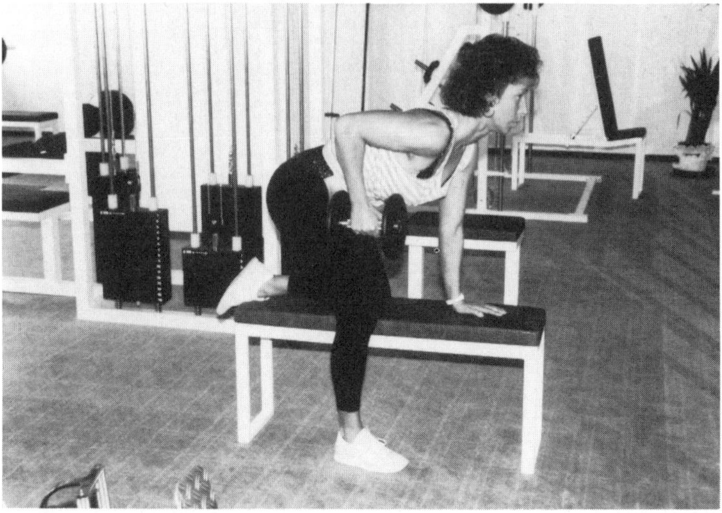

Abb. 15

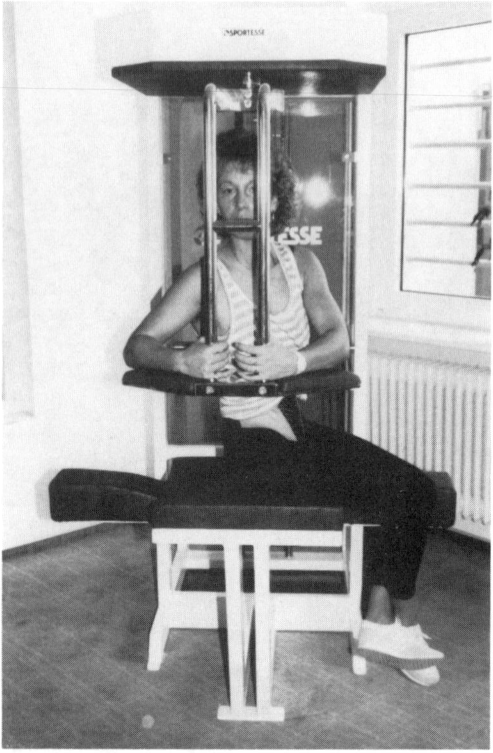

Abb. 16

Übungen für die Taille

Taillendrehen (Twister [Abb. 16 + 17])

Ausführung: Bewegungsablauf ist durch Gerät eng vorgegeben.
Sätze: 2; Wiederholungen: 15–20; Zeit: 1 Woche.

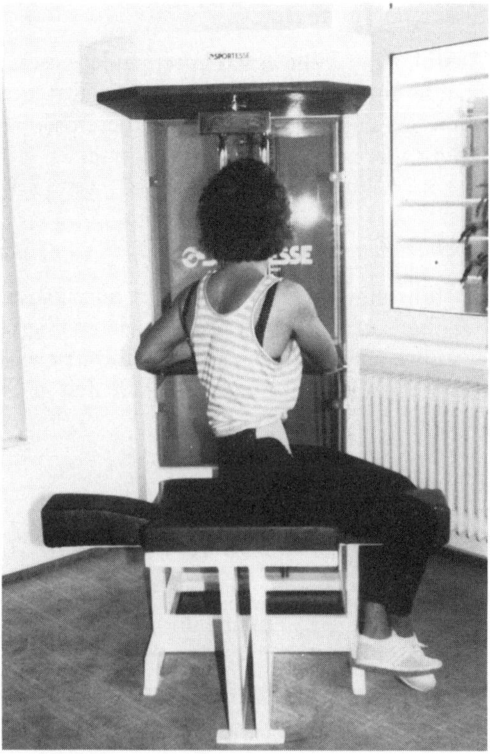

Abb. 17

Drehteller (ohne Abb.)

Ausführung: Füße etwas auseinander gesetzt; Knie etwas gebeugt; Hände auf Querstrebe abgestützt; Rotationsbewegung erfolgt – ohne Schwung – aus dem Hüftbereich, wobei die Schulter stark fixiert wird; gleichmäßig durchatmen.
Sätze: 2; Wiederholungen: 15–20; Zeit: 1 Woche.

Stockdrehen (ohne Abb.)

Ausführung: Füße schulterbreit auseinander; Stock liegt auf der Schulter auf; Drehbewegung gleichmäßig nach beiden Seiten hin ausführen; Kopf synchron mitführen; gleichmäßig durchatmen.
Sätze: 2; Wiederholungen: 15–20; Zeit: 1 Woche.

Übung zur Variation

Rumpfdrehen in Rückenlage (ohne Abb.)

Ausführung: Sie legen sich mit angewinkelten Knien auf den Rücken; drehen Sie Beine und Hüfte erst zur einen Seite, dann zur anderen; gleichmäßig durchatmen.
Sätze: 2; Wiederholungen: 15–20; Zeit: 1 Woche.

Übungen für die Bauchmuskulatur

Sit-ups, schräg (Bauchschrägbank [Abb. 18 + 19])

Ausführung: Füße untergreifen; gebeugte Hüften; mit gerader Wirbelsäule vor- und zurückwippen; Oberkörper nicht auf die Bank zurücklegen; beim Vorbewegen ausatmen, beim Rückbewegen einatmen.
Sätze: 2; Wiederholungen: 15–20; Zeit: 1 Woche.

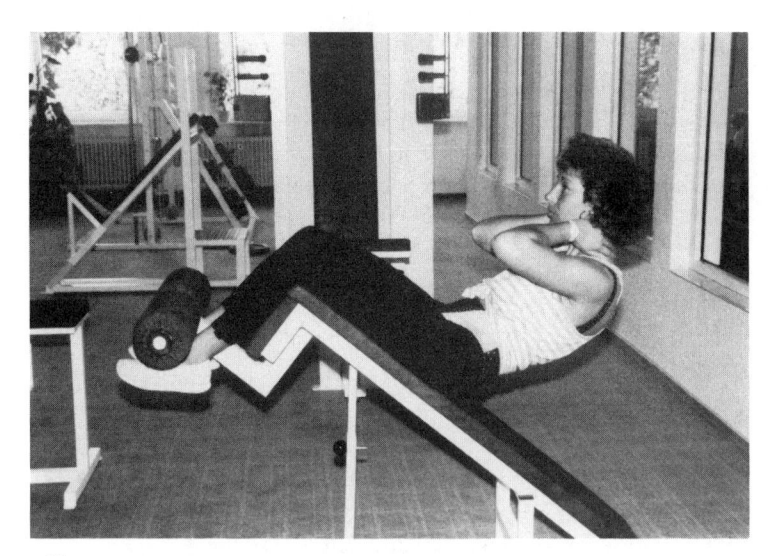

Abb. 18

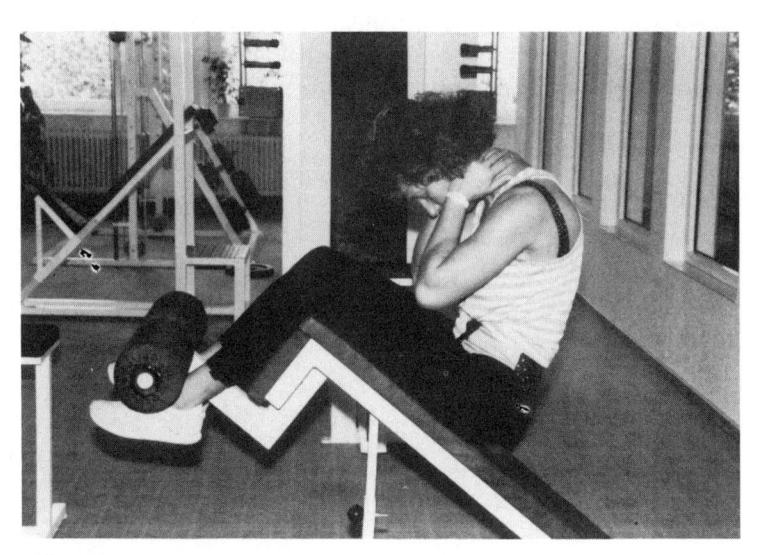

Abb. 19

Bauchpressen (Crunches [Abb. 20 + 21])

Ausführung: Rückenlage; Beine aufliegend; 1. Variante: Schultergürtel bzw. Hände gerade Richtung Knie ziehen; 2. Variante: Schultergürtel diagonal Richtung Knie ziehen; beim Aufrichten des Oberkörpers ausatmen, beim Senken einatmen.
Sätze: 2; Wiederholungen: 15–20; Zeit: 1 Woche.

Übungen zur Variation

Sit-ups mit gebeugten Knien (ohne Abb.)

Ausführung: Korrekter Sitz; Füße untergestellt; Kopf in Verlängerung der Wirbelsäule; Knie angewinkelt; Bewegungen zu den Knien wippend durchführen; im Schultergürtel nicht zusammenfallen; beim Vorbewegen ausatmen, beim Rückbewegen einatmen.
Sätze: 2; Wiederholungen: 15–20; Zeit: 1 Woche.

Beinstrecken (ohne Abb.)

Ausführung: Hände im Stütz; Beine angewinkelt; langsam zur Streckung bringen; nicht mit der Wirbelsäule ausweichen; beim Heranziehen der Beine ausatmen; beim Wegstrecken einatmen.
Sätze: 2; Wiederholungen: 15–20; Zeit: 1 Woche.

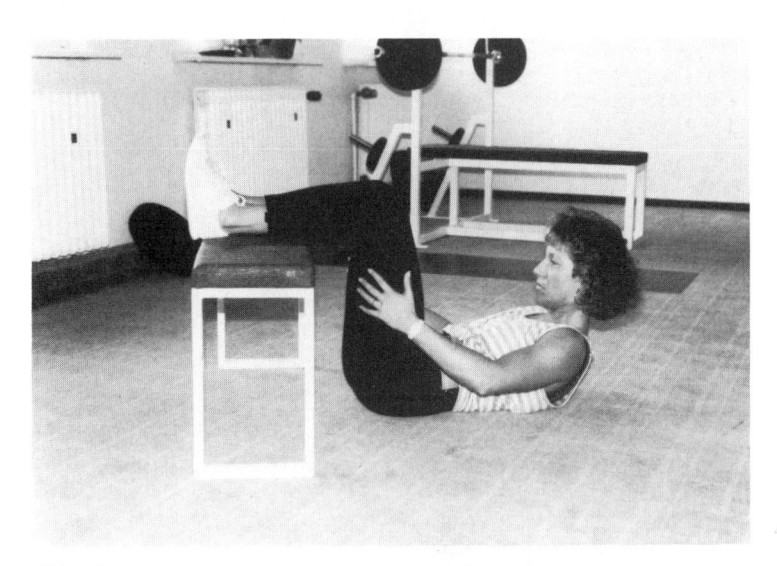

Abb. 20

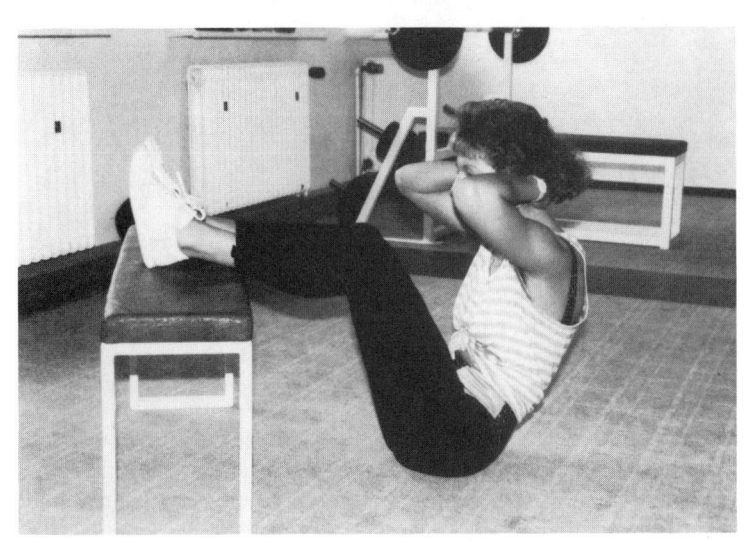

Abb. 21

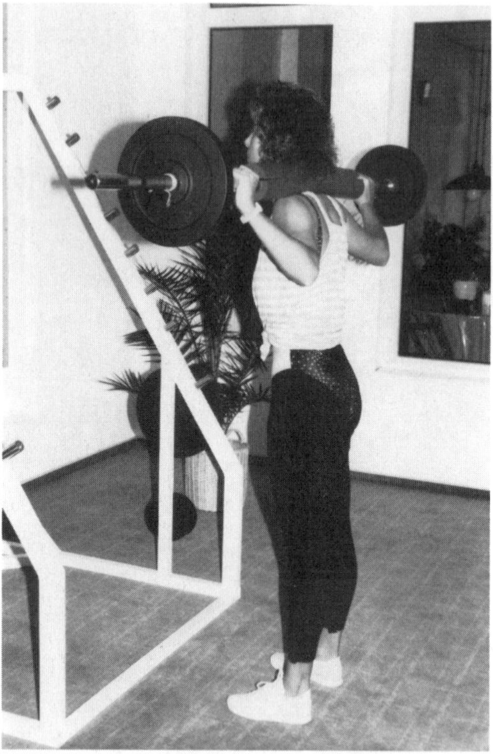

Abb. 22

Übungen für Hüfte, Gesäß und Oberschenkel

Kniebeuge mit Langhantel (Abb. 22 + 23)

Ausführung: Gewicht auf die Schulter auflegen; Hände zur Fixierung des Gewichts etwas mehr als schulterbreit aufgelegt; langsam heruntergehen, bis die Oberschenkel etwa parallel zum Boden sind; beim Heruntergehen einatmen, beim Hochgehen ausatmen.
Sätze: 2; Wiederholungen: 10; Zeit: 1 Woche.

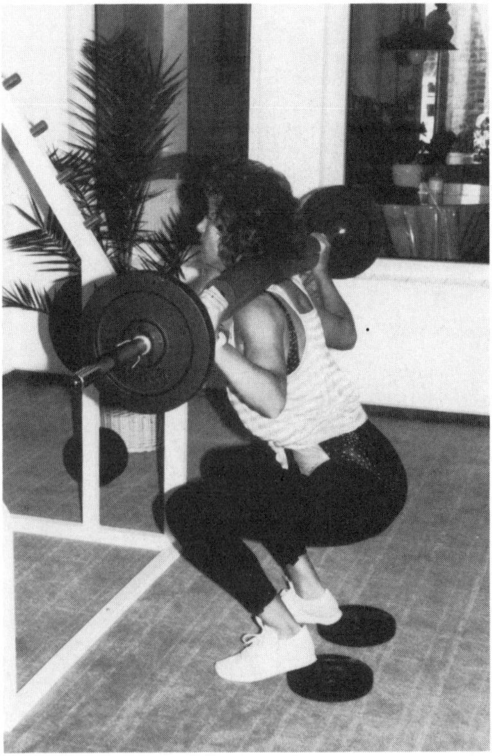

Abb. 23

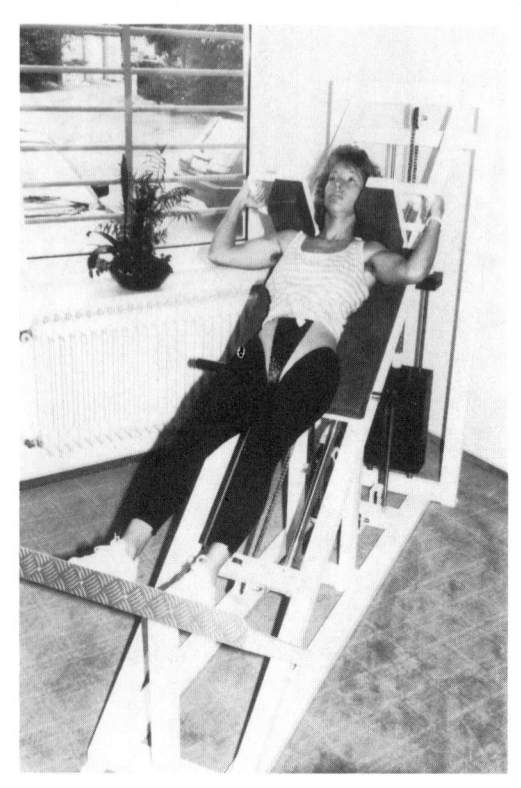

Abb. 24

Hackenschmidt-Kniebeuge (Abb. 24 + 25)

Ausführung: Füße hüftgelenkbreit auseinandergestellt; Fußspitzen zeigen nach außen; so weit in die Hocke gehen, daß Oberschenkel und Unterschenkel einen rechten Winkel bilden; beim Hochdrücken ausatmen, beim Heruntergehen einatmen.
Sätze: 2; Wiederholungen: 10; Zeit: 1 Woche.

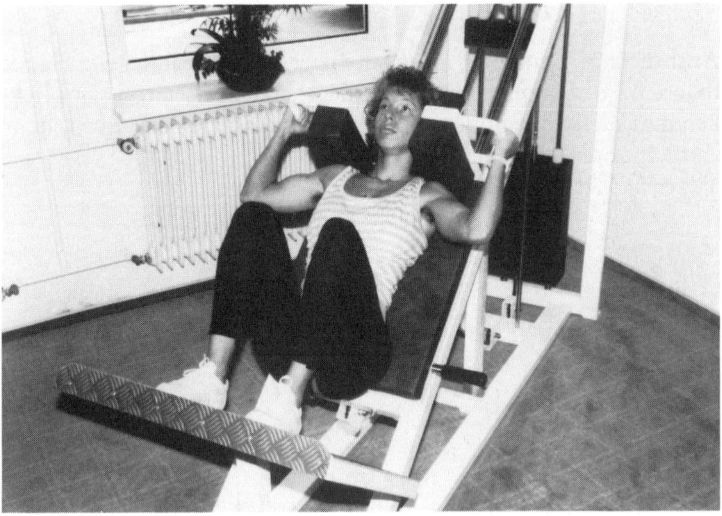

Abb. 25

Beincurls (Abb. 26 + 27)

Ausführung: Bauchlage; Becken fixieren; Stirn auflegen; Hände fixieren; Polsterrolle anheben; Kniegelenke müssen frei sein; Becken darf nicht abgehoben werden; beim Anheben ausatmen, beim Zurückführen einatmen.
Sätze: 2; Wiederholungen: 10; Zeit: 1 Woche.

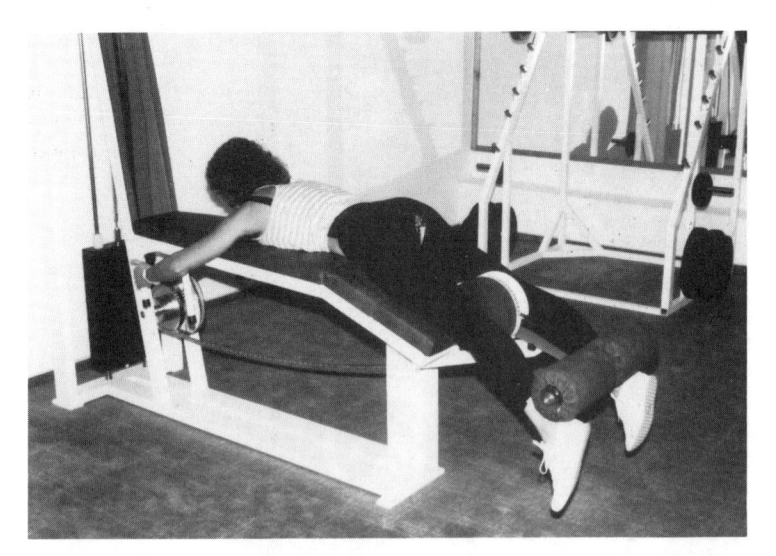

Abb. 26

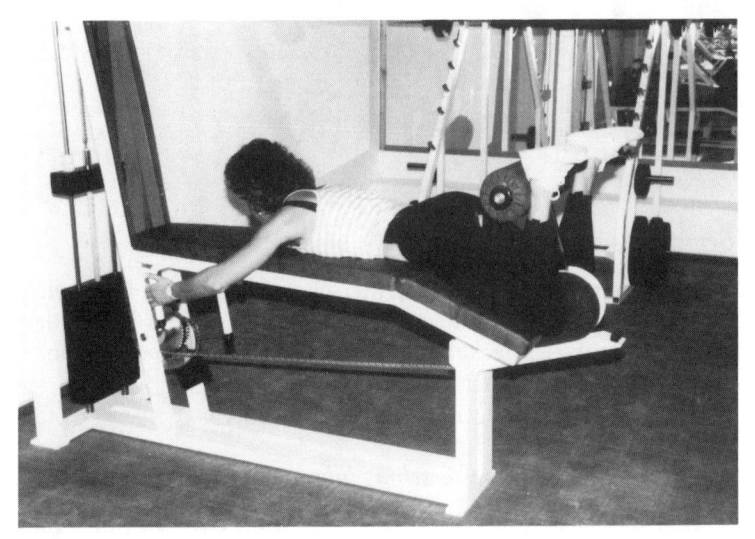

Abb. 27

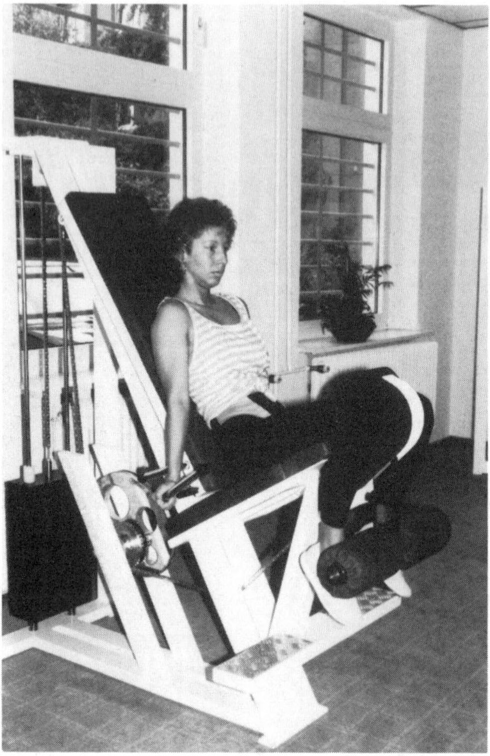

Abb. 28

Beinstrecken (Abb. 28 + 29)

Ausführung: Aufrechter Sitz, Unterschenkel strecken, Beine nicht überstrecken; bei fehlender Rückenlehne die Arme hinter dem Rücken abstützen; Becken stabilisieren; beim Anheben ausatmen, beim Zurückführen einatmen.
Sätze: 2; Wiederholungen: 10; Zeit: 1 Woche.

Beinpressen 45° (Beinpresse, schräg [ohne Abb.])

Ausführung: Korrekter Sitz; Knie beugen bis circa 90°; Fuß ganz aufgesetzt; Kniegelenk nicht ganz bis zur vollen Streckung beugen;

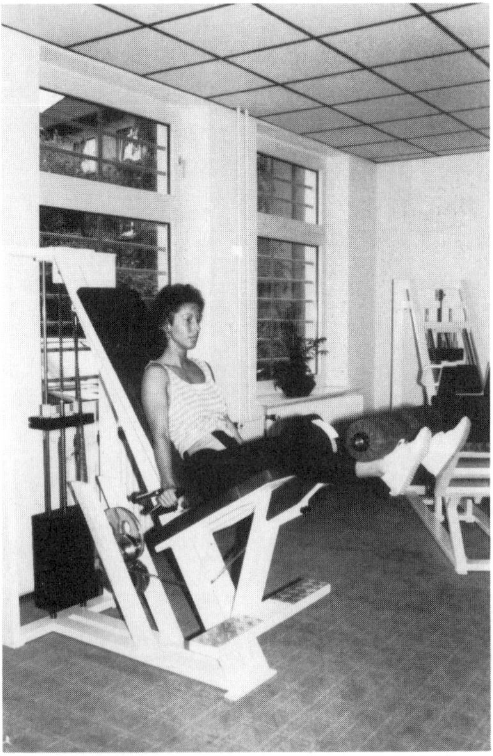

Abb. 29

Ferse nicht abheben; Kniegelenk nicht voll strecken; beim Strecken ausatmen, beim Beugen einatmen.
Sätze: 2; Wiederholungen: 10; Zeit: 1 Woche.

Beinpressen 90° (ohne Abb.)

Ausführung: Aufrechter Sitz; Knie beugen bis circa 90°; Fuß ganz aufgesetzt; Kniegelenk nicht bis zur vollen Streckung bewegen; Ferse nicht abheben; Kniegelenk nicht voll strecken; beim Strecken ausatmen, beim Beugen einatmen.
Sätze: 2; Wiederholungen: 10; Zeit: 1 Woche.

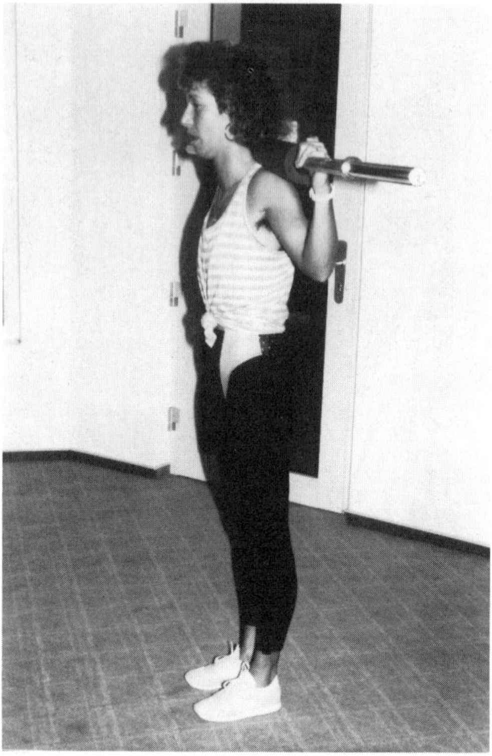

Abb. 30

Oberschenkel, innen (Adduktoren [ohne Abb.])

Ausführung: In aufrechtem Sitz mit gebeugten Knien die Polster nach innen drücken; keinen Rundrücken machen; beim Zusammendrücken der Beine ausatmen, beim Auseinanderführen einatmen.
Sätze: 2; Wiederholungen: 10; Zeit: 1 Woche.

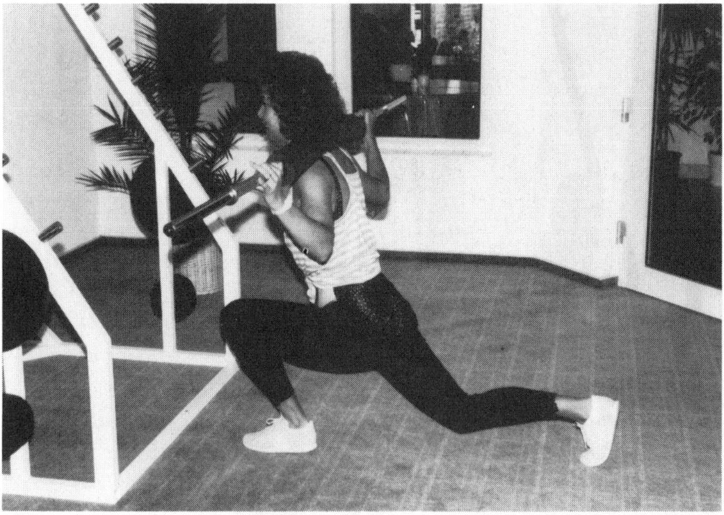

Abb. 31

Oberschenkel, außen (Abduktoren [ohne Abb.])

Ausführung: In aufrechtem Sitz mit gebeugten Knien Polster nach außen drücken; Hohlkreuz vermeiden; beim Auseinanderdrücken ausatmen, beim Zusammenführen einatmen.
Sätze: 2; Wiederholungen: 10; Zeit: 1 Woche.

Übungen zur Variation

Ausfallschritt (Abb. 30 + 31)

Ausführung: Beine hüftbreit aufsetzen; aufgelegte Langhantel mit schulterbreitem Griff fixieren; einen Schritt nach vorn gehen; das zu kräftigende Bein beugen, bis Oberschenkel circa parallel zum Boden ist; beim Heruntergehen einatmen, beim Aufrichten ausatmen.
Sätze: 2; Wiederholungen: 10; Zeit: 1 Woche.

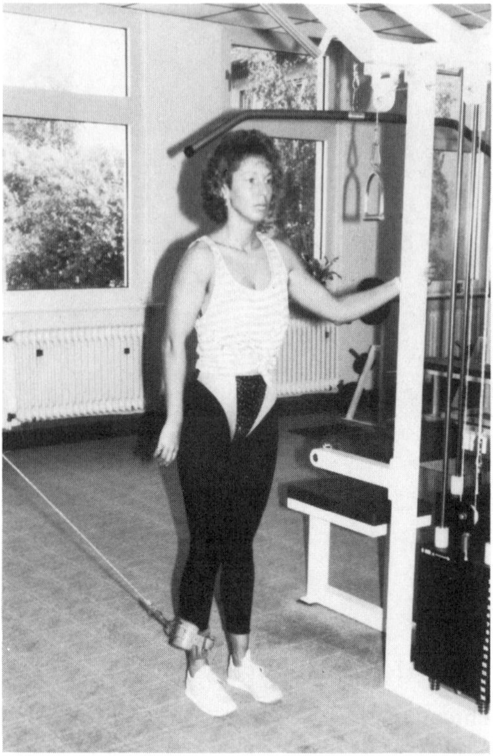

Abb. 32

Adduktoren am Seilzug (Abb. 32 + 33)

Ausführung: Aufrechter Stand; Becken fixiert; Seil über die Körpermitte führen (Variante: das ziehende Bein hinter der Körperachse bewegen); beim Ziehen ausatmen, beim Zurückführen einatmen.
Sätze: 2; Wiederholungen: 10; Zeit: 1 Woche.

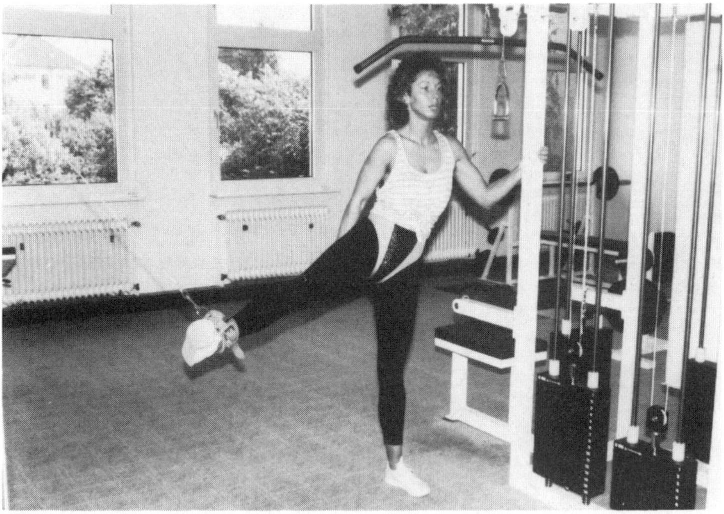

Abb. 33

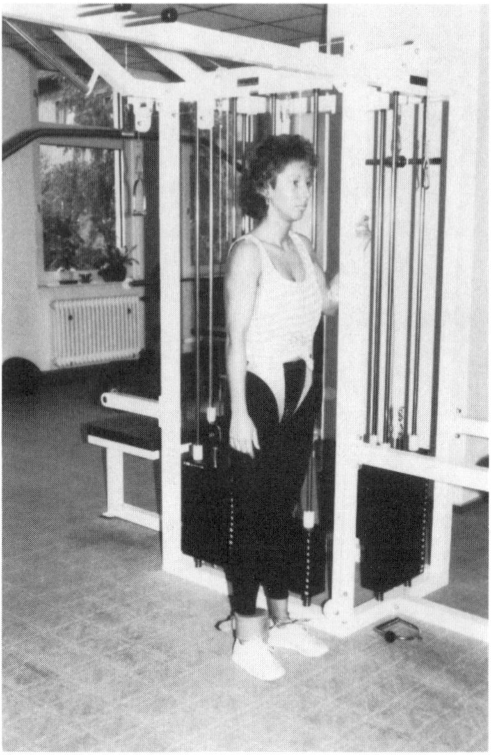

Abb. 34

Abduktoren am Seilzug (Abb. 34 + 35)

Ausführung: Aufrechter Stand; Becken fixiert; Seil zur Seite führen; im Hüftgelenk und in der Wirbelsäule nicht abknicken; während des Ziehens ausatmen, während des Zurückführens einatmen.
Sätze: 2; Wiederholungen: 10; Zeit: 1 Woche.

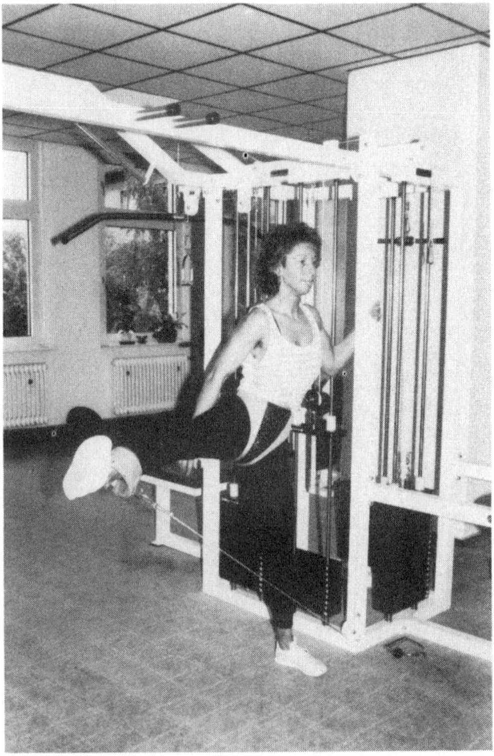

Abb. 35

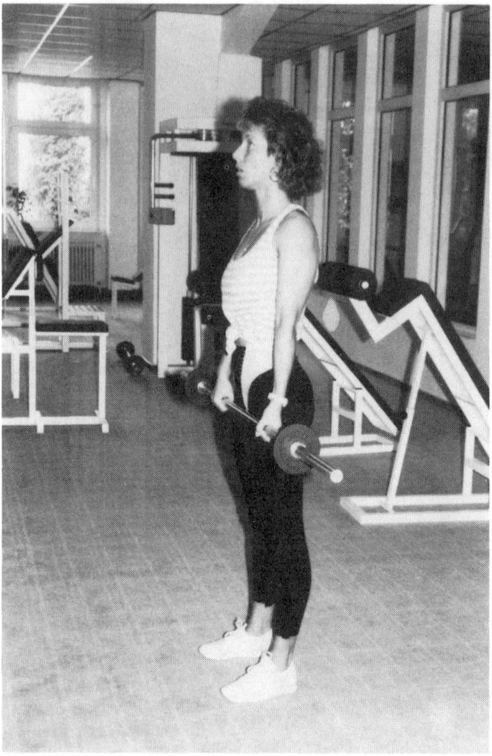

Abb. 36

Kreuzheben (Abb. 36 + 37)

Ausführung: Beugen Sie sich vor und ergreifen Sie die Langhantel in Schulterweite; gerade vom Boden aufheben, in aufrechten Stand mit gesteckten Beinen; in Ausgangsposition zurück; beim Aufheben ausatmen, beim Zurückgehen einatmen.
Sätze: 2; Wiederholungen: 10; Zeit: 1 Woche.

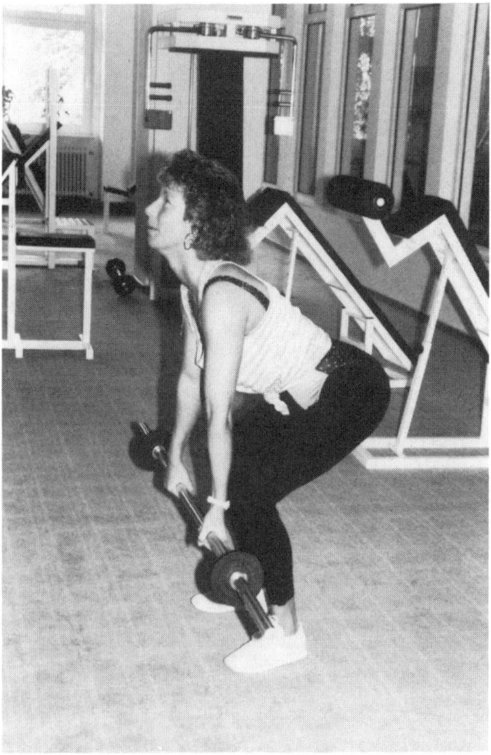

Abb. 37

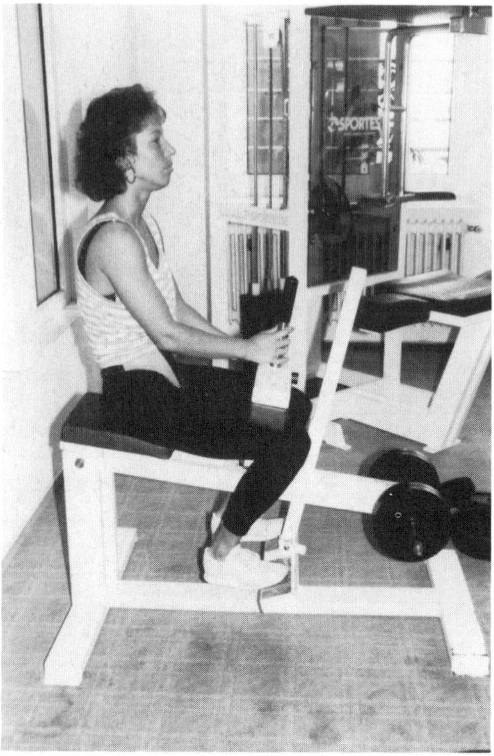

Abb. 38

Übung für die Wadenmuskeln

Wadenheben, sitzend (Abb. 38 + 39)

Ausführung: Stellen Sie die Fußballen auf den Rand des Standbrettes einer Wadenmaschine (bei freien Gewichten auf den Rand eines dicken Brettes); Gewicht über den Oberschenkeln; so hoch wie möglich auf die Zehenspitzen erheben; langsam absenken.
Sätze: 2; Wiederholungen: 10; Zeit: 1 Woche.

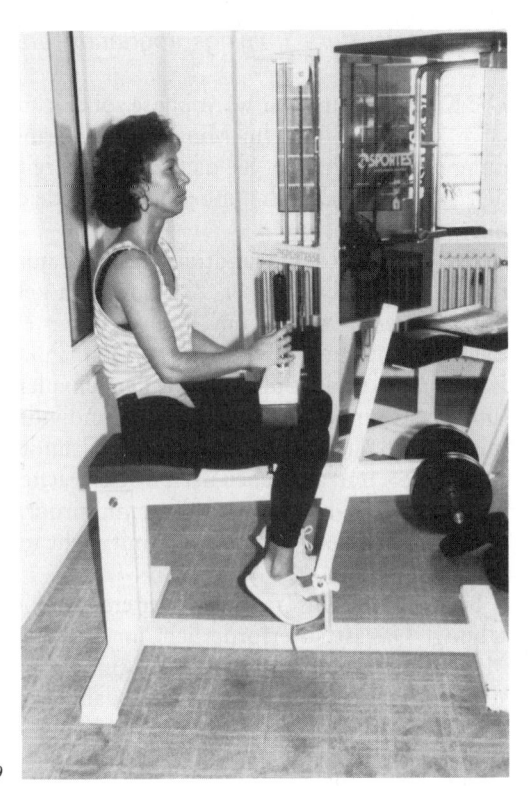

Abb. 39

Trainingsstruktur – Trainingsprogramm – Trainingsprinzipien

Die Kreislauf- und Aufwärmphase sollte je nach Studioausstattung circa zehn bis fünfzehn Minuten Aufwärmen, Lockerung, Dehnung usw. beinhalten. Sie dient als Vorbereitung zum nachfolgenden Training und sollte unbedingt vor jedem Training vorgenommen werden.

Die Übungen des Grundtrainingsprogramms sollte die Anfängerin über einen begrenzten Zeitraum von zehn bis zwölf Wochen durchführen. Einmal, um ihren Körper einer kontinuierlichen Belastung auszusetzen, ihn daran allmählich zu gewöhnen, um Bewegungs- und Übungsabläufe kennenzulernen, die richtige Ausführungstechnik, und um Übungen individuell herauszuarbeiten, mit denen dann nach Beendigung der Grundtrainingsphase intensiver trainiert und aus denen nach Rücksprache mit Ihrem Trainer ein individuell zugeschnittenes Trainingsprogramm erstellt werden kann. Jede Muskelgruppe sollte mit nicht mehr als vier Übungen trainiert werden.

Sie beginnen Ihr Training in der ersten Woche mit zwei Sätzen je Übung. Das ist so erforderlich, um Ihren Bänder-, Sehnen- und Muskelapparat und die Gelenke einer allmählichen, langsamen, stetigen Belastung auszusetzen und damit Überreizungen, Zerrungen etc. vorzubeugen. In den ersten acht bis zehn Tagen wird Sie ein in den verschiedenen Körperregionen unterschiedlich stark auftretender Muskelkater etwas schmerzhaft daran erinnern, diesen Empfehlungen auch wirklich zu folgen.

In den darauffolgenden Trainingswochen erhöhen Sie dann die Anzahl Ihrer Sätze pro Übung bis zum Mindestmaß von vier Sätzen. Das heißt also beispielsweise: 1. Woche: 2 Sätze; 2.–4. Woche: 3 Sätze; 5.–6. Woche: 4 Sätze.

Ergänzen kann und sollte man das Krafttraining immer mit Gymnastik und anderen (aerobischen) Sportarten, zu denen wir später noch kommen werden.

Aus der Vielzahl der hier vorgestellten Übungen kann jeder in einem Fitneßstudio sein Grundprogramm individuell gestalten.

Die wichtigsten Punkte noch einmal zusammengefaßt:

Übungsaufbau

- Ordnen Sie die Übungen so an, daß:
  derselbe Muskel (dieselbe Muskelgruppe) nicht zweimal hintereinander trainiert wird;
  die großen Muskeln zuerst trainiert werden;
  die wichtigsten Übungen (für die »schwachen« Körperteile) am Anfang des Trainings stehen;
  die Übungen zum Aufbau von Kraft und Leistungsfähigkeit ebenfalls am Anfang stehen (vor den Übungen für Muskelmasse und Muskeltonus);
  schwierige Übungen immer vor Grundübungen kommen, damit Sie nicht schon frühzeitig zu erschöpft sind, um schwierigere Techniken richtig ausführen zu können.
- Ruhen Sie sich nach einem Satz von circa zehn Wiederholungen einer Übung ein oder zwei Minuten aus, bevor Sie zum nächsten Satz oder zur nächsten Übung übergehen.
- Trainieren Sie Ihre Übungen in der vorgeschriebenen Technik. Bei korrekter Ausführung ziehen Sie aus jeder Übung den größten Nutzen und vermeiden Verletzungen oder Überanstrengung.
- Trainieren Sie möglichst mit einem Übungsleiter oder einem Partner, der notfalls helfend eingreifen kann. Das gilt besonders für Übungen mit hohem Gewicht, wie Kniebeugen und Bankdrücken.
- Wenn Sie joggen, tun Sie das *vor* dem Training mit Gewichten, niemals danach.
- Wärmen Sie sich vor jedem Training gründlich auf; dazu gehören immer Streckübungen.
- Beenden Sie das Training immer mit einem Abkühlen, damit sich Körpertemperatur und Blutzirkulation langsam wieder normalisieren können. Das Abkühlen sollte drei bis fünf Minuten dauern und einige Streckübungen einschließen.

Aufwärmen

Laufen Sie zu Beginn zwei bis drei Minuten auf der Stelle und heben Sie die Füße bei jedem Schritt mindestens zehn bis 15 Zentimeter vom Boden ab, damit Sie etwas von dieser Übung haben.

Strecken

Streckübungen für die Elastizität sind wichtig, nicht nur für die allgemeine Fitneß, sondern auch als Vorbereitung auf das anschließende Gewichttraining:

- Strecken der hinteren Oberschenkelmuskeln:
  Fußgelenk eines Beines umfassen und den Oberkörper zum Knie ziehen; eine Minute verharren.
- Schulterstrecken:
  Sie nehmen ein Handtuch oder einen Stock mit engem Griff und drehen beide Arme in den Schultergelenken nach hinten, bis Schulter- und Brustmuskeln gespannt sind.
- Streckung der Wirbelsäule:
  Sie beschreiben mit dem Oberkörper weite, ausladende Kreise und drehen den Oberkörper bei den Kreisbewegungen in beiden Richtungen um die eigene Achse.
- Quadrizepsstrecken (vordere Oberschenkel):
  Sie setzen sich auf die Fersen und beugen sich nach hinten, um die Quadrizeps leicht zu strecken – dabei sollten Sie die Spannung spüren.
- Wadenstrecken:
  Sie stellen sich etwa einen Meter von einer Wand entfernt auf und lehnen sich dagegen. Sie strecken jeweils eine Wade, indem Sie die Fußsohle flach auf dem Boden lassen, wenn Sie sich gegen die Wand lehnen.

Machen Sie jede Streckübung langsam und gleitend; vermeiden Sie heftige Bewegungen. Überstrecken Sie sich nicht und verharren Sie 30 bis 40 Sekunden in der gestreckten Position.

Abkühlen

Nach Ihrem Gewichttraining sollten Sie sich einige Minuten lang abkühlen, damit Ihre Körperfunktionen sich langsam normalisieren können. Dabei geht der Puls auf seinen normalen Wert zurück, und die Körpertemperatur sinkt. Versuchen Sie folgendes Programm zum Abkühlen:

- Gehen Sie eine oder zwei Minuten lang im Studio hin und her.
- Machen Sie dieselben Streckübungen wie beim Aufwärmen,

oder noch besser, andere Streckübungen für dieselben Gelenke und Muskeln.
- Nehmen Sie nach dem Training eine warme Dusche.

Kleidung

- Tragen Sie immer Kleidung, die Sie nicht einengt und den Schweiß absorbiert. Die Kleidung sollte aber nicht so weit sein, daß sie sich in den Geräten verfangen könnte.
- Schuhe sind ein Muß im Studio! Trainieren Sie nie barfuß, in Socken oder in Fußbekleidung, die keinen Schutz und keinen ausreichenden Halt bietet. Feste Turnschuhe eignen sich am besten.
- Machen Sie sich keine überflüssigen Gedanken darüber, ob Sie in Ihrer Trainingskleidung auch gut aussehen, ob der Schweiß womöglich Ihr Make-up (auf das Sie vielleicht besser ganz verzichten sollten) zerrinnen läßt oder die Anstrengung Ihr Gesicht verzerrt. Versuchen Sie, sich dem Krafttraining ganz hinzugeben – und halten Sie sich ruhig dabei vor Augen, wie gut Sie erst mal in gar nicht allzu langer Zeit aussehen werden.

Trainingszeit

- Suchen Sie die für Sie günstigste Tageszeit aus, in der Sie 30 bis 60 Minuten trainieren können, und die am besten in Ihren persönlichen Tagesablauf und zu Ihrem »Biorhythmus« paßt. Objektiv ist jede Tageszeit für ein Fitneßtraining geeignet.
- Seien Sie beständig. Versuchen Sie, kein Training ausfallen zu lassen.

Fitneßstudio

- Suchen Sie sich ein Studio in Ihrer Nähe, so daß Sie nicht immer wieder durch lange Anfahrtswege frustriert werden, was sehr lästig sein kann.
- Wählen Sie ein gutausgestattetes Studio, in dem Sie effektiv trainieren und Ihr Trainingsprogramm exakt auf Ihre individuellen Bedürfnisse abstimmen können. Achten Sie gleich beim ersten Gespräch darauf, ob dort Leute tätig sind, die Sie gut und

seriös beraten und die darüber hinaus eine gute Studioatmosphäre entstehen lassen.

Abwechslung

- Trainieren Sie zum Beispiel mit einer Freundin. Sie können sich gegenseitig motivieren und den anderen auch mal kontrollieren, wie genau er es denn mit all den Übungen, Sätzen und Wiederholungen nimmt.
- Gehen Sie nach dem Training ruhig noch aus, wenn Sie das zeitlich einrichten können. Das könnte dann so eine Art Belohnung für Ihre Anstrengung sein und Sie Ihr Training als Teil zum Beispiel eines unterhaltsamen Abends sehen lassen.
- Wechseln Sie Ihr Gewichtstraining mit anderen Aktivitäten ab, die Ihnen einfach Spaß machen, wie Squash, Schwimmen, Gymnastik o.a. Sie könnten sie auch vor dem Training zum Aufwärmen oder zur »Einstimmung« betreiben.

Einstellung/Ziele

- Gehen Sie mit einer positiven Einstellung an Ihr Training heran – Sie tun etwas wirklich Sinnvolles, und Sie werden in kurzer Zeit Ergebnisse sehen. Wunder gibt es natürlich auch hier nicht. Nur Ihre Anstrengungen werden belohnt werden, nicht Ihr Wunschdenken.
- Stecken Sie sich kurzfristige persönliche Ziele. Behalten Sie Ihre Idealfigur zwar im Hinterkopf, bemühen Sie sich aber, zum Beispiel an der Taille, Zentimeter um Zentimeter abzunehmen, statt gleich um das Endresultat zu kämpfen. Kleine, kontinuierliche Erfolge erhalten die Motivation.

Ein letzter Tip!

- Wenn Sie abnehmen wollen, sollten Sie versuchen, Ihr Training etwa 30 Minuten vor Ihrer nächsten Mahlzeit abzuschließen. Das zügelt erfahrungsgemäß hervorragend den Appetit – eine viel bessere Idee als Diätpillen!

Intensitätstraining

Im großen und ganzen haben Frauen also, das wissen wir jetzt, in biochemischer und physiologischer Hinsicht so viel mit Männern gemeinsam, daß sie grundsätzlich genauso wie die Männer trainieren können und sollten. Frauen können dieselben Intensitätsprinzipien nutzen, mit denen die heutigen männlichen Bodybuilder ihre hochklassige Entwicklung erzielt haben. Trotzdem gibt es körperliche Unterschiede zwischen Männern und Frauen, die für Bodybuilderinnen ein leicht unterschiedliches Intensitätstraining erforderlich machen.

Ein Grund dafür, daß Frauen sich oft so wohl fühlen, wenn sie ein Gewichttraining beginnen, ist die Tatsache, daß sie so rasche Fortschritte machen. Es ist nicht ungewöhnlich für durchschnittlich veranlagte Frauen, wenn sich ihre Kraft bei korrektem Training in wenigen Monaten verdreifacht oder vervierfacht. Wenn diese Entwicklung dann zum relativen Stillstand kommt, die Ergebnisse nicht mehr so augenfällig sind, sind sie oft erneut verunsichert und entmutigt. Sobald der erste Stillstand der körperlichen Entwicklung eintritt, können weitere Fortschritte nur erreicht werden, wenn Sie lernen, mit *höherer Intensität* zu trainieren. Aber Intensitätstraining erfordert enorme Muskelbeherrschung; man muß in der Lage sein, jeden Muskel willkürlich isoliert zu kontrahieren. Und die meisten Frauen haben genau das nie gelernt. Fordern Sie irgendeinen Mann auf, seine Muskeln zu zeigen, und er wird an einem Arm den Bizeps anspannen. Frauen scheuen sich im allgemeinen, dies zu tun. Sie sind es nicht gewöhnt, ihre Muskeln zu kontrahieren, und sind in den meisten Fällen auch gar nicht im dafür notwendigen Einklang mit ihrem Körper, um solche Prozesse zu beherrschen.

Auch wenn es Ihnen in einem gewissen Maße doch gelingt, müssen Sie weiter lernen, Ihre Muskeln mit großer Kraft zu kontrahieren. Intensitätstraining bedeutet also für Frauen, sich jeden einzelnen Muskel bewußt zu machen, alle Muskeln zu beherrschen, zu lernen, sie vollständig und bewußt zu kontrahieren und dieses neue Bewußtsein in intensive Wiederholungen und Sätze des Gewichtstrainings umzusetzen.

Versuchen Sie, mit höchstmöglicher Konzentration auf Ihren Körper – auf Ihre Muskeln – und mit größtmöglichem Krafteinsatz zu trainieren. Wenn Sie dann darin geübter sind, sollten Sie Ihr Training ähnlich arrangieren wie die Männer.

Auch Frauen erzielen Muskelhypertrophie am besten mit korrekten Sätzen von sechs bis acht Wiederholungen, und auch sie entwickeln Separation, Definition und Muskelform mit Sätzen von acht bis zwölf oder sogar 15 bis 25 Wiederholungen. Jedes gute Trainingsprogramm sollte Sätze mit niedrigen, mittleren und hohen Wiederholungszahlen enthalten, entweder innerhalb einer Trainingseinheit oder in verschiedenen Trainingseinheiten.

Aber zur Erinnerung:

- Frauen können und werden nicht soviel Muskelsubstanz entwikkeln wie Männer und auch nicht so schnell. (Achtung, ich spreche von trainierten Frauen im Vergleich zu trainierten Männern!)
- Frauen erholen sich von hartem Training nicht so schnell wie Männer. Das heißt, Sie können schwer trainieren, aber bei zuviel schwerem Training auf einmal braucht Ihr Körper zuviel Zeit, um sich zu regenerieren. Ein wenig ändert sich das, wenn Sie längere Zeit im Training stehen und auch über eine bessere Kondition verfügen.

Eine Technik, der relativ langsamen Regeneration zu begegnen, ist die, *das Training zu zirkeln*. Das bedeutet, wenn Sie einen Körperteil zweimal die Woche trainieren, sollten Sie die schweren Übungen in die erste Trainingseinheit verlegen und in der zweiten mit leichteren Übungen und hohen Wiederholungszahlen arbeiten. Auf diese Weise stimulieren und belasten Sie die betreffenden Muskeln ausreichend, überanstrengen sie aber nicht.

Spannen Sie zwischen Ihren Trainingssätzen im Studio auch mal die Muskeln an, die Sie gerade trainieren, und nehmen Sie verschiedene Posen ein. Üben Sie Ihr Posing auch zu Hause vor dem Spiegel. Je intensiver Sie das tun, desto besser beherrschen Sie jeden Ihrer Muskeln, und desto härter und effektiver können Sie trainieren.

Nochmal die wichtigsten Gesichtspunkte beim Intensitätstraining:
- Entschließen Sie sich sich, hart und aggressiv zu trainieren. Irgendwelche Zweifel hemmen nur Ihre Fortschritte.

- Umgeben Sie sich mit Menschen, die Sie bei Ihren Bemühungen unterstützen, dafür aufgeschlossen sind.
- Lassen Sie sich nicht entmutigen, wenn die Trainingsfortschritte nach den ersten Monaten irgendwann zum Stillstand kommen. Das ist lediglich ein Zeichen dafür, daß Sie jetzt Ihre Trainingsintensität noch mehr steigern müssen.
- Lernen Sie, sich voll und ganz auf Ihre Muskeln zu konzentrieren. Entwickeln Sie ein Gespür dafür, was die belasteten Muskeln tun, so daß Sie bei jeder Wiederholung fühlen können, wie sie kontrahieren und sich strecken.
- Trainieren Sie jetzt mindestens drei Sätze pro Übung mit schweren Gewichten (sechs bis acht Wiederholungen), aber achten Sie bei aller Intensität immer darauf, den Muskeln Gelegenheit zur Erholung zu geben.
- Um Trainingsverletzungen vorzubeugen, sollten Sie besonderen Wert auf die Entwicklung der bei Frauen besonders anfälligen Körperbereiche legen – unterer Rücken, Hüfte und Knie.
- Ernähren Sie sich so und richten Sie Ihre aerobischen Aktivitäten so ein, daß Sie nichts von Ihrer Muskelsubstanz allzu rasch einbüßen.
- Gewöhnen Sie sich an, auch wenn Ihnen das zunächst sehr »männlich« vorkommmt, bei jeder passenden Gelegenheit in verschiedenen Posen Ihre Muskeln anzuspannen.

Die besten Übungen für ein elastisches Rückgrat

Eine elastische Wirbelsäule ist aus vielen Gründen überaus wichtig. Aber auch ohne diese Gründe genau zu kennen, werden Sie die Notwendigkeit einsehen, wenn Sie sich an Ihre letzten Kreuzschmerzen erinnern (fast jeder von uns wird irgendwann in seinem Leben einmal davon betroffen). Außerdem braucht man sich nur einmal vor Augen zu führen, in welch zentraler Lage sich dieser Körperteil befindet, und sich vorstellen, welche Funktionen damit verbunden sein könnten.

Das Rückgrat muß elastisch sein, damit zum Beispiel die Bandscheiben (knorpelige Verbindung zwischen zwei Wirbelkörpern) nicht zu stark zusammengepreßt werden, auf die dort liegenden

Nervenwurzeln drücken oder vorzeitig verschleißen – mit allen Folgeerscheinungen, über die jeder, der einmal damit zu tun hatte, lange Schmerzgeschichten erzählen kann. Allein Ihr eigenes Körpergewicht reicht schon aus, um die Bandscheiben erheblich zu komprimieren und zu belasten.

Unter schweren Gewichten wird die Kompression noch stärker. Um den Spielraum zwischen den Wirbeln aufrechtzuerhalten und sich funktionstüchtige Bandscheiben zu bewahren, sollten Sie Ihr Rückgrat mit folgenden Übungen gezielt flexibel halten:

Inversion

Bei dieser Übung tun Sie nichts weiter, als den Oberkörper locker in der Hüfte nach vorn hängen zu lassen (wegen des starken Zugs in den Fußgelenken und Knien ist ein Aufhängen an den Füßen nicht zu empfehlen). Es kommt vor allem darauf an, daß Sie dabei völlig entspannt sind, damit die Wirbel auseinandergezogen werden. Sie können für die Übung einen stabilen Tisch oder eine ausreichend hohe Bank verwenden.

Knie-zur-Brust

Sie legen sich zunächst mit seitlich neben dem Körper liegenden Armen auf den Rücken. Dann winkeln Sie das linke Bein an und bringen das Knie möglichst dicht an die Brust. Sie können dabei das Knie mit beiden Händen ergreifen und an die Brust ziehen. Anschließend führen Sie dieselbe Bewegung mit dem rechten Bein aus.

Beidbeinig Knie-zur-Brust

Wie oben, nur daß Sie beide Knie zur gleichen Zeit an die Brust ziehen.

Rock'n' (Rücken)Roll

Sie legen sich auf den Rücken und umfassen Ihre Beine mit beiden Händen, so daß Ihr Körper bei angehobenem Kopf zusammengerollt ist. Jetzt schaukeln Sie sich vorwärts und rückwärts.

Rumpfbeugen sitzend

Sie setzen sich auf einen Stuhl oder rittlings auf eine Trainingsbank. Runden Sie jetzt langsam die Schultern und beugen Sie den Oberkörper um 45 Grad vor.

Beinkreuzen

Sie legen sich mit den Armen seitlich am Körper ausgestreckt auf den Rücken. Dann heben Sie ein Bein und führen es gestreckt über den Körper, bis die Zehen den Boden auf der anderen Körperseite berühren. Anschließend nehmen Sie die Ausgangsposition wieder ein und wiederholen die Bewegung mit dem anderen Bein.

Reverses Rumpfdrehen

Nehmen Sie eine Rückenlage mit seitlich ausgestreckten Armen ein. Die Handflächen liegen flach auf dem Boden. Jetzt winkeln Sie die Knie an, bis die Oberschenkel im rechten Winkel zum Oberkörper stehen. Die Beine bleiben zusammen; und Sie bewegen die Knie jetzt abwechselnd nach links und rechts. Achten Sie darauf, daß die Schultern sich nicht vom Boden abheben und die Knie zu beiden Seiten des Körpers den Boden berühren.

Seitbeugen

Strecken Sie im aufrechten Stand beide Arme über den Kopf und legen Sie beide Hände zusammen. Dann beugen Sie den Oberkörper so weit wie möglich nach einer Seite, gehen in die Ausgangsposition zurück und beugen ihn zur anderen Seite. Es ist wichtig, den Beckenbereich unbewegt zu lassen, so daß alle Bewegungen in der Wirbelsäule stattfinden. Man kann diese Übung auch mit einem Paar Kurzhanteln an seitlich herabhängenden Armen ausführen.

Kobra-Streckung

Sie legen sich zunächst auf den Bauch, die Hände dicht neben den Schultern flach auf dem Boden. Der Körper ist gestreckt. Jetzt machen Sie ein Hohlkreuz und heben die Schultern an, achten aber darauf, daß das Becken mit dem Boden oder der Unterlage in Berührung bleibt.

Rumpfbeugen mit durchgedrücktem Kreuz

Sie stellen sich zunächst aufrecht hin, Beine sind schulterbreit gespreizt, und die Arme hängen seitlich am Körper herab. Dann machen Sie ein leichtes Hohlkreuz und beugen den Oberkörper in der Taille vor. Das Kreuz bleibt während des gesamten Bewegungsablaufes durchgedrückt. Wenn Sie sich nicht weiter vorbeugen können, spüren Sie ein Ziehen in den Gesäßmuskeln und in den hinteren Oberschenkeln. Jetzt winkeln Sie die Knie an und beugen den Oberkörper weiter vor. Wenn Sie mit dem Oberkörper die Horizontale erreicht haben, stoppen Sie die Vorwärtsbewegung und entspannen das Rückgrat, bis leichte Flexion eintritt. Anschließend drücken Sie das Kreuz wieder durch und gehen in die Ausgangsposition zurück.

Bei dieser Übung wird die Wirbelsäule nicht nur gestreckt, sondern auch gekräftigt. Außerdem strecken Sie Ihre Gesäßmuskeln und die der hinteren Oberschenkel, die sehr wichtig sind, um das Becken in richtiger Lage zu halten.

Schulterdrehen sitzend

Sie setzen sich dazu auf eine Trainingsbank und legen eine Stange über Ihre Schultern. Dann drehen Sie den Oberkörper langsam nach links und rechts.

Hüftkreisen

Sie stellen sich mit mehr als schulterbreit gespreizten Beinen aufrecht hin und legen die Hände an die Hüften. Dann machen Sie Kreuzbewegungen mit dem Becken.

Beinheben hängend zur Seite und nach vorn

Sie hängen sich mit beiden Händen und völlig entspanntem Körper an eine entsprechende hohe Querstange. Jetzt heben Sie die gestreckten Beine leicht zu beiden Seiten und nach vorn an.

Kreuzstrecken

Sie legen sich ausgestreckt auf den Rücken (in dieser Lage ist der untere Rücken leicht nach innen gewölbt). Dann kontrahieren Sie die Bauchmuskeln und drücken den Rücken gegen den Boden.

Beckenschaukel

Sie stellen sich zunächst mit etwas mehr als schulterbreit gespreizten Beinen aufrecht hin und legen die Hände an die Hüften. Dann spannen Sie die Bauchmuskeln an und bringen das Becken nach vorn, so daß der Rücken gerade wird. Die Schultern bleiben unbewegt.

Zur Beachtung: Vielleicht kennen Sie noch andere Übungen, die Sie machen können, aber Sie müssen bei der Auswahl darauf achten, daß diese Ihrem Rückgrat auch guttun. So sollten Sie zum Beispiel nicht versuchen, mit durchgedrückten Knien Ihre Fußspitzen zu berühren. Bei dieser Übung wird Ihre Position nicht von den Rückenmuskeln stabilisiert, und die Last Ihres Oberkörpers hängt allein an den Bändern. Meiden Sie auch Hürdenstreckungen in jeder Variation. Solche Übungen belasten den Rücken sehr stark und strecken den Ischiasnerv, was überaus schmerzhaft sein kann.

Bei allen aufgeführten Streckübungen kommt es vor allem darauf an, daß Sie sich möglichst intensiv auf die beteiligten Körperregionen konzentrieren und daß Sie völlig entspannt sind. Führen Sie alle Bewegungen sehr langsam aus; vermeiden Sie ruckartige Bewegungen. Bei den meisten Übungen sollten Sie sich bemühen, die Endposition zehn bis fünfzehn Sekunden lang zu halten. In dieser Position denken Sie sich »entspannen«. Sie werden feststellen, daß Sie damit einen größeren Bewegungsspielraum gewinnen. Es ist nicht nötig, jeden Tag alle Übungen auszuführen. Machen Sie täglich einige davon und wechseln Sie von Zeit zu Zeit ab. Die meisten Übungen können Sie zwei- bis dreimal täglich machen. Wenn Sie unter Rückenschmerzen leiden oder vorhaben, Ihren Rücken wieder in Form zu bringen, sollten Sie aber *mindestens einmal* täglich Streckübungen für die Wirbelsäule durchführen.

Einige der hier aufgeführten Übungen sollten außerdem immer vor den Übungen zur Stärkung der Rückens, zu denen wir noch kommen werden, ausgeführt werden.

Da diese Übungen sowohl für Frauen als auch für Männer geeignet sind, bietet sich ein Partner- oder Gemeinschaftstraining an, bei dem man sich Hilfestellung leisten, in der Ausführung kontrollieren und einfach Spaß miteinander haben kann.

Die wichtigste Frage (die Sie sich bestimmt auch schon selbst gestellt haben, wenn Sie mit entsprechenden Problemen konfrontiert waren) lautet: Wie kann ich meinen Rücken kräftigen, um Verletzungen vorzubeugen? Die Antwort ist: mit Training Ihrer Rückenmuskeln in all ihren Funktionen. Dazu gehören natürlich die spinalen Erektoren, eine Muskelgruppe, die zu beiden Seiten der Wirbelsäule über den gesamten Rücken verläuft, und die tiefliegenden Spinalmuskeln. Außerdem müssen Sie Ihre Bauchmuskeln entwickeln, damit Sie eine gute Haltung bekommen, die eine wesentliche Rolle bei der Entlastung des Rückgrats spielt. Bauchmuskelübungen strecken außerdem den Rücken und halten ihn flexibel.

Starke Rückenmuskeln stabilisieren die Wirbelsäule und die Bandscheiben und verhindern Bandscheibenschäden und Haltungsfehler. Mit starken Rückenmuskeln können Sie vielen Kräften besser widerstehen, die tagtäglich auf den Körper einwirken, und außerdem machen Ihnen plötzliche Bewegungen, wie Drehungen und Umdrehen, nichts aus.

Bevor Sie mit den Kraftübungen beginnen, sollten Sie immer einige Streckübungen für die Rückenelastizität machen.

Bedenken Sie bei der Ausführung aller Übungen, daß jede schnelle oder ruckartige Bewegung zu vermeiden ist; alle Bewegungen sollten langsam und konzentriert ausgeführt werden. Außerdem ist es wichtig, zunächst mit geringem Gewicht zu beginnen. Erst wenn Sie einen Übungsablauf vollständig beherrschen und die Ausführung Ihnen leichtfällt, sollten Sie das Trainingsgewicht erhöhen. Trainieren Sie Ihre Muskeln über möglichst vollständige Bewegungsabläufe, aber überschätzen Sie nicht Ihre Beweglichkeit.

Übungen für einen starken Rücken

Beckenheben

Zu dieser Übung legen Sie sich mit angewinkelten Knien auf den Rücken, Füße flach auf den Boden und Arme seitlich am Körper ausgestreckt. Dann heben Sie das Becken und den Oberkörper möglichst hoch an.

Brücke

Diese Übung ist dem Beckenheben sehr ähnlich. Sie stützen sich dabei mit dem Gesicht nach oben bei angewinkelten Knien auf Händen und Füßen ab. Dann heben Sie das Becken so hoch wie möglich an und senken es anschließend wieder ab, bis Sie mit dem Gesäß fast den Boden berühren. Anschließend wieder anheben. Bei dieser Übung haben Sie mehr Bewegungsspielraum als beim Beckenheben.

Modifizierte Rumpfbeuge

Sie stellen sich mit einer leichten Kurzhantel in jeder Hand aufrecht hin. Die Beine sind etwas mehr als schulterweit gespreizt. Dann beugen Sie den Oberkörper bis in die Horizontale, gehen dann in die Ausgangsposition zurück und wiederholen die Bewegung.

Rumpfbeugen

Sie nehmen zunächst einen aufrechten Stand ein. Auf den Schultern halten Sie eine Langhantel. Sie halten den Rücken gerade und beugen den Oberkörper bis in die Horizontale vor. Anschließend nehmen Sie wieder die Ausgangsposition ein.

Mit dieser Übung stärken Sie nicht nur den Rücken, sondern auch die Gesäßmuskeln, die zur Stabilisierung des Beckengürtels beitragen.

Seitbeugen

Sie stellen sich zunächst mit seitlich herabhängenden Armen aufrecht hin. Die Beine sind schulterweit gespreizt; in jeder Hand halten Sie eine Kurzhantel. Das Becken bleibt unbewegt, während Sie den Oberkörper zu einer Seite beugen. Nachdem Sie die Ausgangsposition wieder eingenommen haben, wiederholen Sie die Bewegung zur anderen Seite.

Seitbeugen liegend

Sie legen sich dazu seitlich auf den Boden. Kreuzen Sie die Arme vor der Brust (oder hinter dem Kopf, wenn die Ausführung mit den Armen vor der Brust für Sie zu leicht ist).

Lassen Sie die Beine und das Becken von einem Trainingspartner festhalten. Dann heben Sie den Oberkörper möglichst weit an.

Rückenheben

Dies ist die wirkungsvollste aller Übungen. Sie gehen dabei über den gesamten Bewegungsspielraum gegen den Widerstand der Schwerkraft, so daß die Muskeln ständig belastet sind. Die besten Resultate erzielen Sie an der Hyperextensionsbank. Sie legen sich mit dem Gesicht nach unten so auf die Bank, daß das Becken voll aufliegt und Ihre Beine an den beiden hinteren Fußpolstern verankert sind. Jetzt lassen Sie den Oberkörper möglichst weit nach vorn absinken und entspannen sich. Anschließend heben Sie den Oberkörper wieder an, bis Ihr Körper eine gerade horizontale Linie beschreibt oder bis der Rücken leicht nach innen gewölbt ist. Anschließend Oberkörper wieder nach vorn herabhängen lassen und das Ganze wiederholen.

Wenn keine Hyperextensionsbank zur Verfügung steht, können Sie das Rückenheben auch auf einem stabilen Tisch ausführen.

Sie legen sich dazu so hin, daß das Becken an der Tischkante aufliegt. Um diese Position einnehmen zu können, muß sich jemand auf Ihre Beine setzen. Außerdem sollten Sie ein zusammengelegtes Handtuch unter das Becken legen, um den Druck zu mildern. Ausführung wie auf der Spezialbank.

Rückenheben mit Drehung

Die Ausführung ist dieselbe wie beim einfachen Rückenheben, nur daß Sie dabei eine Drehung des Oberkörpers vollziehen.

Sie nehmen wieder die Position ein, in der der Oberkörper herabhängt. Über den Schultern halten Sie eine Stange an den gestreckten Armen. Jetzt heben Sie den Oberkörper wie beim Rückenheben an, drehen ihn aber während des Aufrichtens in die Horizontale um 90 Grad nach rechts. Dann lassen Sie den Oberkörper wieder herabhängen und drehen ihn beim erneuten Anheben nach links.

Hüft-Becken-Extension

Sie legen sich dazu so auf einen entsprechend hohen stabilen Tisch auf den Rücken, daß die Beine in einem Winkel von 90 Grad herabhängen.

Halten Sie sich mit beiden Händen an den Tischkanten fest. Dann heben Sie die gestreckten Beine bis leicht über die Horizontale an.

Rumpfdrehen vorgebeugt

Legen Sie sich eine Stange über die Schultern. Stellen Sie sich mit gespreizten Beinen aufrecht hin und beugen Sie dann den Oberkörper bis in die Horizontale vor. Der Oberkörper verbleibt in dieser Position, und Sie drehen ihn in der Taille so, daß sich der rechte Arm zur linken Fußspitze bewegt und der linke zur rechten. Drehen Sie abwechselnd nach rechts und links.

Aufknien

Sie hocken sich so auf Ihre Unterschenkel, daß das Gesäß auf den Füßen ruht. Spannen Sie die Gesäßmuskeln und die Muskeln des unteren Rückens an, um den oberen Rücken absolut geradezuhalten. Der Oberkörper bleibt senkrecht, und Sie erheben sich jetzt auf die Knie. Sie sollten den Oberkörper nicht vorlegen, um sich das Aufrichten zu erleichtern.

Diese Übung ist nicht nur gut für Rücken und Gesäß, sondern Sie trainieren gleichzeitig auch Ihre Oberschenkel.

Beinheben hängend

Sie hängen sich mit geschlossenen Beinen an eine ausreichend hohe Querstange und heben dann die Beine aus der Taille seitlich nach links an. Ziehen Sie die Gesäßmuskeln fest zusammen, damit keine Bewegung im Hüftgelenk stattfindet. Nach rechts wiederholen.

Reverses Rumpfdrehen

Dazu legen Sie sich zunächst auf den Rücken; die Arme sind seitlich ausgestreckt, die Handflächen auf dem Boden. Dann heben Sie die Beine senkrecht zum Oberkörper an. Winkeln Sie die Knie dabei leicht an, wenn das für Sie bequemer ist. Jetzt senken Sie beide Beine langsam nach einer Seite ab, bis Sie mit den Füßen den Boden berühren. Die Schultern liegen dabei ständig am Boden auf.

Gehen Sie gleich danach wieder in die Ausgangsposition und senken Sie die Beine zur anderen Seite ab. Diese Übung ist äußerst effektiv zur Kräftigung der tieferliegenden Rückenmuskeln, die hauptsächlich für die Stabilisierung der Wirbel und der Bandscheiben verantwortlich sind. Außerdem ist es eine ausgezeichnete Übung für die inneren und äußeren schrägen Bauchmuskeln. Wahrscheinlich ist es sogar die beste Bewegung, einen flachen Bauch zu bekommen.

Aufsitzen (Sit-up)

Dazu legen Sie sich auf den Rücken, Hände am Körper, Handflächen nach unten. Heben Sie Kopf und Schultern um 45 Grad an. Die Beine bleiben gestreckt oder leicht angewinkelt. Wenn jemand Ihre Beine festhält, sollten Sie die Knie leicht beugen. Wird die Ausführung allmählich leichter, kreuzen Sie die Arme über der Brust oder halten ein leichtes Gewicht vor der Brust.

Reverse Sit-ups

Sie legen sich mit angewinkelten Knien und vom Boden abgehobenen Füßen so auf den Rücken, daß die Oberschenkel senkrecht zum Oberkörper verlaufen. Die Arme liegen entspannt neben dem Körper und werden bei dieser Übung nicht beansprucht. Jetzt heben Sie Becken und Beine an, als wollten Sie mit den Knien Ihr Gesicht berühren. Wichtig ist, daß Sie das Becken vom Boden abheben.

Beinschere

Sie liegen auf dem Rücken und heben die gestreckten Beine senkrecht zum Oberkörper an. Dann bringen Sie ein Bein zum Kopf, während Sie gleichzeitig das andere absenken, bis beide Beine zueinander einen Winkel von 90 Grad bilden. Dann bringen Sie das eine Bein nach hinten und senken das andere ab. Immer abwechselnd wiederholen.

Als Variante dieser Übung können Sie in der Ausgangsposition die Beine spreizen, dann kreuzen und sie anschließend seitlich absenken. Mit dieser Kombination trainieren Sie nicht nur die gesamte Bauchdecke, sondern auch die Muskeln der Hüftgelenke, die den Beckengürtel in seiner anatomischen Position stabilisieren.

Mit den aufgeführten Übungen entwickeln Sie über Extension, laterale Flexion und Rotation der Wirbelsäule alle Muskeln des Rückgrates. Die durch sie gewonnene Kraft ist wesentlich für die Stabilisierung der Wirbel und Bandscheiben und erlaubt gleichzeitig Bewegungen in alle Richtungen bei maximaler Sicherheit.

Aber dies sind nicht die einzigen Übungen für den Rücken. Es gibt ähnliche Bewegungen, die entweder andere Geräte erfordern oder mit anderen Formen von Widerstand ausgeführt werden. Immer jedoch geht es darum, Rücken und Bauchdecke regelmäßig und *in korrekter Technik* zu trainieren, um Rückenverletzungen vorzubeugen.

Noch ein paar Ratschläge zu einigen Rücken- und Bauchmaschinen, die gegenwärtig im Handel sind. Grundsätzlich sind m. E. solche Maschinen zur Entwicklung von Bauch- und Rückenmuskeln nicht zu empfehlen. Die meisten sind so konstruiert, daß sie vor allem die Streck- und Beugemuskeln der Hüftgelenke belasten, und nicht die Bauch- oder Rückenmuskeln. An solchen Maschinen werden die Bauch- oder Rückenmuskeln nur isometrisch kontrahiert, und obwohl isometrische Kontaktionen durchaus wirkungsvoll sind, so sind sie doch in diesem Zusammenhang nicht die beste Trainigsmethode.

Dynamische Bewegungen wie bei den oben aufgeführten Übungen sind wesentlich effektiver. Auch wenn die meisten Übungen ohne Gewichte auskommen, heißt das noch nicht, daß keine Gewichte verwendet werden sollen; allerdings auch nur dann, wenn die Ausführung ohne Zusatzgewicht zu mühelos wird. Sie brauchen immer einen gewissen Widerstand. In der Anfangsphase reicht im allgemeinen für die meisten Übungen das eigene Körpergewicht aus. Mit zunehmender Kraft können Sie dann langsam beginnen, mit zusätzlichen Gewichten zu arbeiten. Meist genügt jeweils ein Satz pro Übung von 15 bis 20 Wiederholungen. Damit entwickeln Sie nicht nur Kraft, sondern auch muskuläre Ausdauer, die Ihnen auch bei allen außersportlichen Aktivitäten zugute kommt.

Bei korrekter Ausführung erzielen Sie mit diesen Übungen ausgezeichnete Resultate. Rückenschmerzen werden stark reduziert oder verschwinden ganz, und die Verletzungsgefahr sinkt deutlich ab. Darüber hinaus wird eine Vielzahl anderer Übungen auch des Gewichtstrainings einfacher. Die Vorzüge eines gesunden Rückens – oder genauer gesagt: einer starken und gesunden Körpermitte – sind, wie Sie sehen, vielfältig.

Wenn Sie häufig oder andauernd unter Rückenschmerzen leiden bzw. eine Rückenverletzung hinter sich haben, sollten Sie auf jeden Fall einen Arzt konsultieren, bevor Sie mit dem Rückentraining beginnen. Er wird Ihnen auch sagen, welche Übungen u. U. für Sie ausgeschlossen oder ungeeignet sind.

Wie Sie Rückenschmerzen vorbeugen: Auf Ihre Haltung kommt es an

Die richtige Körperhaltung – das funktionale biomechanische Zusammenspiel aller Körperteile in verschiedenen Positionen – ist zur Verhinderung von Rückenbeschwerden sehr wichtig. Für die anatomisch richtige Lage und die optimale Funktionstüchtigkeit des Beckengürtels und der Wirbelsäule ist entscheidend, wie Sie stehen, sitzen, schlafen, sich hinlegen, sich bücken und wie Sie Gegenstände bzw. Lasten aufheben und tragen.

Richtige Körperhaltung schützt vor den meisten Rückenbeschwerden. Man kann sogar sagen, daß die Gefahr, Rückenbeschwerden zu entwickeln, für Sie äußerst gering ist, wenn Sie bei allen alltäglichen Bewegungen und stationären Positionen »Haltung bewahren«. Und falls Sie bereits unter Rückenbeschwerden leiden, so können Sie diese mit korrekter Haltung beheben oder zumindest erheblich reduzieren. Eine gute Haltung bei allen normalen Bewegungen und in allen stationären Positionen des Alltags ist nicht nur wichtig für den Zustand Ihres Rückens, sondern bietet Ihnen viele zusätzliche Vorzüge: Mit guter Haltung wirken Sie zum Beispiel straffer, schlanker und attraktiver. Dies vermittelt Ihnen ein psychisches Hoch und verleiht Ihnen mehr Selbstvertrauen. Sie sind sich Ihrer Körperposition bewußter und werden von Ihren Alltagsaktivitäten weniger erschöpft.

Sie können Haltungsfehler korrigieren, bevor sie sich auf Ihre Wirbelsäule auswirken, und damit Ihren normalen Tagesablauf mit geringerem Energieaufwand bewältigen. Korrekte Haltung erleichtert Ihre Atmung (ein sehr wichtiger Gesichtspunkt!) und macht Ihre Bewegungen effektiver – und effektive, richtige Bewegungen wiederum sind der Schlüssel zu einem starken und gesunden Rücken.

Stehen

Die meisten Menschen werden sich mit großer Wahrscheinlichkeit nicht mehr daran erinnern, wann sie zum letzten Mal ihre Standhaltung kritisch betrachtet haben.

Geht es Ihnen auch so?

Dann schauen Sie doch am besten gleich mal in den Spiegel. Hängen Sie eine Schnur lotrecht an den Spiegel oder ziehen Sie eine senkrechte Linie, damit Sie Verschiebungen nach vorn, hinten oder zu den Seiten besser erkennen. Bei richtigem Stand sind Ihre Füße parallel, und die Fußspitzen zeigen entweder gerade nach vorn oder leicht nach außen. Ihr Körpergewicht liegt über der Mitte der Füße, niemals auf den Fersen. Beide Füße befinden sich auf einer Linie mit den Knien und den Hüftgelenken. Das Becken liegt genau unter dem Oberkörper und sollte leich gekippt sein, so daß der untere Rücken leicht nach innen gewölbt ist. Diese Biegung des unteren Rückens hat eine enorme Bedeutung in bezug auf alle Rückenbeschwerden. Abnormitäten in diesem Bereich führen fast immer zu Rückenschmerzen. Ihre Bauchdecke sollte straff sein, aber nicht »gewaltsam« eingezogen werden. Die Schultern sind entspannt, aber nicht nach hinten gezogen, und die Arme hängen locker am

Körper herab. Der Kopf befindet sich genau über der Wirbelsäule, und der Hinterkopf liegt auf einer Linie mit Ihren Fersen. Der Oberkörper ist aufrecht, nicht vorgelehnt. So sollen Sie stehen! Vielleicht erscheint Ihnen diese Haltung anfangs unbequem, aber Sie werden sich rasch daran gewöhnen.

Wenn Sie längere Zeit stehen müssen, werden Sie immer wieder Ihr Gewicht verlagern. Dabei sollten Sie möglichst nur die Füße bewegen, damit der übrige Körper in aufrechter Haltung bleibt. Verlagern Sie das Becken nicht einfach von einem Bein aufs andere, sondern stellen Sie einen Fuß besser auf irgendeinen geeigneten Gegenstand. (Sie können das zum Beispiel bei Barbesuchern beobachten, die es schaffen, sich ganze Nächte stehend um die Ohren zu schlagen – aber nur mit einem Fuß aufgestellt!) Auf diese Weise entlasten Sie zunächst ein Bein und dann, im Wechsel, das andere. Stehen belastet Ihre Wirbelsäule fünfmal stärker als Liegen. Wenn Sie im Stehen den Oberkörper gebeugt halten, wird der Druck auf die Wirbelsäule noch stärker. Sie sollten sich also angewöhnen, aufrecht zu stehen, damit die Wirbelsäule möglichst wenig belastet wird.

Gehen

Man sollte eigentlich meinen, jeder weiß, wie er zu gehen hat, denn schließlich gehen wir ja fast schon unser ganzes Leben lang... Neuere Studien haben allerdings – wieder – gezeigt, daß die meisten Menschen (und natürlich fast immer die mit Rückenproblemen) einen unregelmäßigen Gang haben. Sie machen zum Beispiel mit dem linken Bein größere Schritte als mit dem rechten, so daß der Beckengürtel immer vor- und zurückgeschoben und damit das Rückgrat zusätzlich belastet wird.

Sie sollten beim Gehen Ihren Schwerpunkt bis zum Fußballen des Fußes bewegen, der Bodenkontakt hat. An diesem Punkt sollte die Ferse des anderen Fußes aufsetzen und beim Abheben des hinteren Beines das Körpergewicht übernehmen. Machen Sie mit beiden Beinen gleichlange Schritte. Wenn Sie feststellen, daß Sie mit einem Bein zu weit ausschreiten, sollten Sie mit dem anderen Bein etwas längere Schritte machen, bis sich beide Beine auf eine gleichmäßige Schrittlänge eingepegelt haben.

Um Ihre Schrittlänge zu überprüfen, gehen Sie am besten ein paar Schritte auf weichem Sand und messen den Abstand zwischen Ihren Fußspuren. Ziehen Sie auch eine gerade Linie durch den Sand, damit Sie erkennen können, ob beide Füße sich gleichmäßig geradeaus bewegen. Ist dies nicht der Fall, so findet im Becken zuviel seitliche Rotation statt.

Machen Sie kurze Schritte, wenn Sie unter Rückenschmerzen leiden. Versuchen Sie zu gehen, ohne das Becken zu bewegen. Zur Übung balancieren Sie beim Gehen ein Buch auf dem Kopf. Sie müssen sich dann nämlich sehr vorsichtig bewegen, damit das Buch nicht herunterfällt. Bei Richtungsänderungen drehen Sie erst das entsprechende Bein und folgen dann mit dem übrigen Körper nach. Drehen Sie nicht zuerst das Becken oder den Schultergürtel.

Hochhackige Schuhe können bei Frauen die normale Lage der Wirbelsäule verändern. Die hohen Absätze verlagern den Schwerpunkt des Körpers nach vorn, und die Trägerin gleicht die Verlagerung aus, indem sie den Oberkörper zurücklegt und damit den unteren Rücken extrem biegt, was auf die Dauer zu einem chronischen Hohlkreuz führt. Frauen können dem nur vorbeugen, indem sie keine Schuhe mit übermäßig hohen Absätzen tragen. Denken Sie gelegentlich daran, daß die Modemacher kaum Ihre Gesundheit im Kopf haben, wenn sie die besonders aufregenden hochhackigen Modelle mit bleistiftdünnem Absatz entwerfen.

Sitzen

Da Sie wahrscheinlich sehr viel, wenn nicht den größten Teil Ihrer Zeit, sitzend verbringen, ist es wichtig, dies auf die bestmögliche Weise zu tun. Richtig sitzen Sie auf einem Stuhl, der dem Rücken Halt gibt. Sie sitzen am besten immer aufrecht und drücken den Rücken gegen die Lehne. Der untere Rücken bleibt immer leicht nach innen gewölbt. Meiden Sie sehr weich gepolsterte Sitzgelegenheiten, weil Ihr Körpe zu tief in die Polster sinkt und das Rückgrat auf diese Weise übermäßig verbogen werden kann.

Nach längerem Sitzen in einem gut gepolsterten Sessel müssen Sie eine leicht gebückte Haltung einnehmen, wenn Sie wieder aufstehen. Erst wenn Sie ein paar Schritte gegangen sind und den Oberkörper nach hinten gestreckt haben, können Sie wieder normal aufrecht gehen und stehen. Ihre Knie sollten im Sitzen etwas höher liegen als die Hüften. Auf diese Weise entlasten Sie die Wirbelsäule. Sie können sie zum Beispiel auf einem Hocker oder einen ähnlichen Gegenstand aufstellen. Die Knie sollten so angewinkelt sein, daß die Füße mit der ganzen Sohle auf dem Boden aufliegen. Das Becken wird voll von der Sitzfläche gestützt. Lassen Sie sich nicht schlapp im Sessel hängen und strecken Sie die Beine nicht so aus, daß Sie nur auf den Fersen ruhen. Diese Stellung bewirkt Flexion im unteren Bereich der Wirbelsäule und kann Schmerzen verursachen.

Da Sie Flexion der Wirbelsäule vermeiden möchten, sollten Sie sich im Sitzen nicht vorbeugen.

Bei im Sitzen vorgebeugtem Oberkörper ist der Druck auf die Wirbelsäule zehn- bis fünfzehnmal so hoch wie im Liegen und doppelt so hoch wie bei aufrechtem Sitzen.

Zu Anfang kann Ihnen das Sitzen mit vorgebeugtem Oberkörper bequem vorkommen, weil es eine Abwechslung vom aufrechten Sitzen ist. Sie sollten diese Haltung aber trotzdem vermeiden. Wenn Sie sich einmal an aufrechtes Sitzen gewöhnt haben, wird es für Sie mit der Zeit auch bequem sein. Vor allem kommt es darauf an, die aufrechte Position im Sitzen beizubehalten, auch wenn Sie dazu Ihre Muskulatur mehr anstrengen müssen. Auf lange Sicht werden Sie dadurch nur stärker und halten sich besser – und nicht nur im Sitzen.

Sie sollten sich nicht so weit zurücklehnen, daß das Becken nach vorn rutscht. Diese Stellung drückt den Rücken nach außen durch und kann Schmerzen verursachen.

Wenn Sie längere Zeit sitzen müssen, im Auto zum Beispiel, stellen Sie Ihre Sitze so ein, daß die Knie höher sind als das Becken. Falls Ihre Autositze zu weich sind, besorgen Sie sich vielleicht eine Rückenstütze, die über den Sitz paßt. Außerdem hilft es Ihnen sehr, wenn Sie alle zwei Stunden anhalten und aussteigen. Strecken Sie sich dann gründlich und gehen Sie etwas umher. Dasselbe gilt für längeres Sitzen im Flugzeug (oder am Schreibtisch).

Liegen (Schlafen)

Am besten schlafen Sie auf einer festen, flachen Matratze, auf der die natürliche Krümmung des Rückens nicht verformt wird. Um sicherzugehen, daß Ihre Unterlage fest genug ist, können Sie ein Brett zwischen Matratze und Bettfedern legen.

Gewöhnen Sie sich auch an, mit angewinkelten Knien entweder auf dem Rücken oder auf einer Seite zu schlafen (auf der Seite die Knie möglichst überkreuzt, ein Bein ausgestreckt, das andere angewinkelt). Wenn Sie schon unter Rückenschmerzen leiden, hilft Ihnen vielleicht ein kleines Kissen zwischen den Knien oder – bei Rückenlage – im unteren Rücken, Sie gewinnen dadurch zusätzlich Halt und entlasten Ihre Wirbelsäule. Aber ob Sie nun unter Rückenschmerzen leiden oder nicht, eines sollten Sie auf keinen Fall tun: auf dem Bauch schlafen. In der Bauchlage wird die Wirbelsäule zu stark belastet. Nicht die Qualität Ihres Bettes ist letztendlich entscheidend, sondern *wie* Sie darin liegen!

Beim Aufstehen drehen Sie sich zunächst zur Bettkante und stützen sich auf dem Ellenbogen auf. Dann heben Sie die Beine über die Bettkante und setzen die Füße auf den Boden auf, um sich zu erheben. Beim Aufstehen sollten Sie sich frisch und ausgeruht fühlen. Es dürften weder im Rücken noch in anderen Körperteilen Schmerzen spürbar sein. Ist das doch der Fall, überprüfen Sie ruhig zunächst Ihre Matratze und die Federung Ihres Bettes, aber vor allem – wie Sie sich vor dem Einschlafen betten!

Bücken

Wenn Sie sich bei irgendwelchen Tätigkeiten über längere Zeit bücken müssen (Gartenarbeit, Staubsaugen u. ä.), sollten Sie Ihre Arbeit ab und zu unterbrechen, sich aufrichten und den Oberkörper nach hinten strecken, um die natürliche Biegung Ihrer Wirbelsäule wiederherzustellen. Anschließend müßten Sie Ihre Beschäftigung problemlos wiederaufnehmen können.

Das Problem beim Bücken ist, daß man meistens das Rückgrat rund macht und die Krümmung des unteren Rückens aufhebt. Um dies zu verhindern, sollten Sie sich angewöhnen, bei jedem Bücken ein leichtes Hohlkreuz zu machen. Das erfordert aber gut koordinierte Bewegungen und große Elastizität der Gesäßmuskeln und der hinteren Oberschenkel.

Beim Bücken mit leicht nach innen gebogenem Rücken werden Sie anfangs ein Ziehen in den hinteren Oberschenkeln verspüren. Wenn Sie sich nicht weiter bücken können, so gehen Sie von diesem Punkt ab in die Knie. Damit verlagern Sie die Last des Körpergewichts auf die Beinmuskulatur, die normalerweise weitaus kräftiger ist als die des Rückens.

Wichtig ist, die Krümmung der Wirbelsäule aufrechtzuerhalten. Je elastischer Ihre hinteren Oberschenkelmuskeln sind, desto tiefer können Sie sich bücken, ohne die natürliche Krümmung Ihres Rückens zu verändern.

Auch wenn Sie schwere Lasten in den Händen oder auf Ihren Schultern tragen, bücken Sie sich am besten auf diese Weise.

Diese Bücktechnik mag Ihnen ungewöhnlich vorkommen, aber sie beruht auf natürlichen biomechanischen Prinzipien. Geben Sie nicht auf, wenn es Ihnen zu Anfang schwerfällt. Es erfordert eine gewisse Zeit, bis Ihre hinteren Oberschenkel und die Gesäßmuskeln ausreichend elastisch sind. Mit der Zeit werden Sie sich so immer leichter bücken können und haben außerdem den Vorteil eines stärkeren Rückens. Sie können sich auch bücken, indem Sie ein Bein anwinkeln. Diese Stellung erleichtert es Ihnen, den Rücken geradezuhalten. Knien Sie sich aber nicht auf beide Knie, denn in dieser Position knicken Sie den Oberkörper in der Taille ab.

Heben

Beim Heben muß man auf ähnliches achten wie beim Bücken. Wichtig ist auch hier, die Beine zu belasten, nicht den Rücken. Ihr Rücken muß beim Heben also immer in einer normalen Lage bleiben (gerade oder leicht gebogen). Je leichter das Gewicht, desto mehr kann man im allgemeinen den Rücken (genauer gesagt den Oberkörper) zum Heben benutzen. Je schwerer das Gewicht, desto stärker müssen die Beine eingesetzt und der Rücken entlastet werden. In allen Fällen sollte der Rücken aber beim Heben von Lasten in isometrischer Kontraktion verbleiben.

Gehen Sie beim Heben am besten folgendermaßen vor:
1. Kontrahieren Sie die Muskeln des unteren Rückens, um die Wirbelsäule in ihrer normalen Lage zu stabilisieren.
2. Bücken Sie sich in der Hüfte (nicht in der Taille), bis Sie nicht mehr tiefer hinunter kommen (der genaue Punkt hängt von Ihrer Beweglichkeit ab).
3. Ist der Punkt erreicht, so gehen Sie in die Knie, bis Sie den zu hebenden Gegenstand ergreifen können.
4. Heben Sie die Last aus den Beinen heraus hoch, bis die Beine fast gestreckt sind.
5. Drücken Sie schließlich das Rückgrat in die normale aufrechte Position zurück.

Tragen

Beim Tragen kommt es darauf an, die Last möglichst dicht am Körper zu halten. In vielen Kulturen wissen das die Menschen schon seit Jahrtausenden, und deshalb sehen Sie immer wieder Fotos von Frauen, die Krüge oder Lastenbündel auf dem Kopf tragen. In dieser Haltung lagert das Gewicht unmittelbar über der Körperlängsachse (Angriffslinie der Schwerkraft) und ist relativ leicht zu tragen. Je weiter Sie eine Last vom Körper weg halten, desto schwerer wird sie und desto stärker belastet sie Ihren Körper.

Wenn Sie einen Gegenstand zu weit vom Körper weg tragen, werden Sie das ausgleichen, indem Sie den Rücken zurücklegen. Das kann eine übermäßige Krümmung des Rückens bedeuten, die die Wirbelsäule überlastet.

Drehen Sie Ihren Körper nicht, wenn Sie schwere Lasten tragen. Bei Richtungsänderungen ist es wesentlich besser, zuerst mit den Beinen die neue Richtung einzuschlagen und dann mit dem übrigen Körper nachzufolgen.

Andere Bewegungen

Wenn Sie sich über längere Zeit über einen Tisch beugen müssen, winkeln Sie am besten die Knie an, um Ihre Körpermitte ungefähr auf dieselbe Ebene zu bringen. Auf diese Weise wird die Wirbelsäule nicht übermäßig verformt. Beugen Sie sich nicht in der Taille vor, denn dadurch würden Sie die natürliche Krümmung des

Rückens aufheben und u.U. starke Rückenbeschwerden bekommen.

Zum Binden der Schuhe sollten Sie sich nicht bücken, sondern Ihren Fuß besser auf einen Stuhl oder einen ähnlichen Gegenstand stellen. Ist dazu keine Gelegenheit, so gehen Sie mit möglichst geradem Rücken in die Knie.

Es ist erstaunlich, wie oft Rückenschmerzen durch Husten oder Niesen ausgelöst werden. Wenn Sie anfällig für Rückenbeschwerden sind und husten oder niesen müssen, nehmen Sie am besten eine aufrechte Haltung mit durchgedrückten Knien ein. Husten oder Niesen in gebückter Haltung mit gebeugtem Rückgrat kann zu einer Muskelzerrung führen oder sogar noch ernstere Folgen haben.

Korrekte Haltung bei allen diesen Tätigkeiten macht Ihren Rücken weniger anfällig für Verletzungen und andere Beschwerden. Sie werden auch bald merken, daß durch korrekte Bewegungsabläufe alle Ihre Bewegungen sicherer und effizienter werden. Richtige Bewegungen spielen also eine entscheidende Rolle bei der Vorbeugung von Rückenbeschwerden. Mit korrekter Bewegung sichern Sie sich einen gesünderen und stärkeren Rücken.

Und wenn Sie Rückenschmerzen haben: Was kann helfen?

Es gibt zahlreiche Methoden zur Behandlung von Rückenschmerzen, aber die meisten bringen zwar Linderung, die eigentliche Ursache dieser Schmerzen können sie jedoch nicht beseitigen. Die therapeutischen Maßnahmen umfassen so ziemlich alles, was man sich vorstellen kann, von Aspirin und Bettruhe bis zu Yoga. Sehr beliebt und in einigen Fällen auch hilfreich ist eine mechanische Manipulation des Rückgrats durch einen Chiropraktiker oder einen geschulten Masseur. Der Chiropraktiker bringt verschobene Wirbel und die Wirbelsäule wieder in ihre normale Lage. Manchmal bedient er sich dazu auch Zug- und bzw. Streckbehandlungen. Sind die Wirbel wieder in richtiger Lage, läßt der Druck auf die Nerven nach, und dem Patienten geht es in 90 Prozent der Fälle besser.

Der Masseur massiert bestimmte Körperregionen. Gewöhnlich beginnt er mit den Gesäßmuskeln, weil er annimmt, daß im allgemeinen das Becken oder der untere Rückenbereich für die Rückenbeschwerden verantwortlich sind. Übrigens halten auch viele Ärzte diesen Bereich für hauptsächlich verantwortlich. Sind die Gesäßmuskeln gründlich durchgeknetet, werden die Muskeln im unmittelbaren Problembereich sanft massiert. Die Behandlung mit Massage ist in 80 Prozent aller Fälle erfolgreich, das heißt sie lindert die Beschwerden.

Heute werden auch immer häufiger Akupunktur, Akupressur und Laser-Akupunktur eingesetzt. Diese Behandlungen werden von Spezialisten oder entsprechend geschulten Chiropraktikern durchgeführt. Es geht dabei vor allem um die Mobilisierung der Energiefelder Ihres Körpers.

Traktionen (Zug/Streckungen) und Inversionen können ebenfalls sehr hilfreich sein. Dabei wird auf den Körper Zug ausgeübt, man wird gewissermaßen »aufgehängt« (kopfabwärts), um aufeinanderreibenden Wirbeln und Bandscheiben wieder ausreichenden Zwischenraum zu verschaffen. Für viele Menschen ist diese Methode eine große Erleichterung, während sie anderen überhaupt nicht hilft.

Sind ungleich lange Beine die Schmerzursache, helfen orthopädische Schuhe und verschiedene Arten von Einlagen. Sie halten den Beckengürtel in seiner natürlichen Position und damit auch die Wirbelsäule.

Heiße Packungen bringen kurzfristige Erleichterung bei Rückenschmerzen. Hilfreich sind sie auch bei Muskelkrämpfen: Die Wärme dringt in die Muskeln ein und fördert deren Entspannung.

Manchmal hilft es, wenn man sich so unter eine heiße Dusche stellt, daß der Strahl auf die betroffene Stelle trifft. Wenn Sie keine Dusche mit schmalem Strahl haben, können Sie ein warmes bis heißes Wannenbad nehmen. Nach zehn bis fünfzehn Minuten in der Wanne, wenn die Muskeln von der Wärme entspannt sind, können Sie einige leichte Streckübungen machen.

Warnung! Wärme darf nicht unmittelbar nach Auftreten von Schmerzen oder einer Rückenverletzung angewendet werden. In diesen Fällen ist es besser, mit Eis zu kühlen. Mit Wärmetherapien sollte man erst nach zwei bis drei Tagen beginnen.

Noch effektiver ist ein Whirlpool mit seinen auf den betroffenen Bereich gerichteten Düsen, deren Strahl gleichzeitig massierend wirkt.

Es gibt Spezialbetten, -sessel und -stühle, die der natürlichen Krümmung der Wirbelsäule angepaßt sind. Allerdings ist ihr Erfolg bis jetzt nicht gerade überwältigend. Manchen Menschen hilft es, wenn sie sich mit den Händen an einer hohen Querstange aushängen. Das Problem ist, daß die meisten Menschen sich nicht lange genug festhalten können, um die gewünschte Wirkung zu erzielen.

Viele, die unter Rückenschmerzen leiden, versuchen, sich mit bestimmten Nahrungsmitteln und Vitaminen Erleichterung zu verschaffen. Vernünftige Ernährung kann Heilprozesse sicher beschleunigen, zumindest schadet sie nicht. Extreme Mengen an Vitaminen haben sich allerdings nicht bewährt. Bei bestimmten Störungen und Erkrankungen sind Nahrungskonzentrate durchaus hilfreich und sinnvoll, zum Beispiel zusätzliches Kalzium bei akuter Osteoporose oder zur Vorbeugung dieser Krankheit. (siehe auch Seite 206 ff.)

In den letzten Jahren wird die Anwendung von Chymopapain heftig diskutiert und auch kritisiert. Chymopapain ist ein Enzym, das den zerstörten bzw. verletzten Teil der Bandscheibe auflöst.

Außerdem gibt es verschiedene Medikamente, die kurzfristig Erleichterung verschaffen, aber möglicherweise Nebenwirkungen haben. Beraten Sie sich hinsichtlich der Einnahme von Medikamenten immer mit Ihrem Arzt oder Apotheker.

Bei psychisch bedingten Rückenschmerzen brauchen Sie möglicherweise psychotherapeutische Hilfe, um eine Linderung zu erreichen oder Abhilfe zu schaffen. Grundsätzlich geht es bei einer solchen Behandlung darum, mögliche psychische Ursachen von Muskelverspannungen (ein häufiger Grund für Rückenschmerzen) herauszufinden, aber auch zu lernen, mit den Schmerzen zu leben und richtig umzugehen.

Als letztes zu Gebot stehendes Mittel gibt es Operationen. Ein operativer Eingriff kommt aber nur bei ganz spezifischen Erkrankungen in Frage und wenn zuvor alle nichtoperativen Maßnahmen ausprobiert wurden und erfolglos geblieben waren.

Der Schlüssel aber gegen Rückenschmerzen ist die Entwicklung eines starken Rückens (das kann sowohl präventiv als auch – nach einer Operation – wiederherstellend erfolgen), mit gezielten Übungen und durch richtige Mechanik (Bewegungen) die Muskeln und Rückgrat flexibel und kräftig machen.

Leider suchen zu viele von Rückenschmerzen betroffene Menschen schnelle Erleichterung (was man bei den oft sehr starken Schmerzen verstehen kann), anstatt auf eine Besserung durch gezieltes Training zu vertrauen. So werden unzählige Medikamente verschrieben, Rückeninjektionen verabreicht und die verschiedensten Kurzzeitbehandlungen versucht. Da es aber eine schnelle Heilung nicht gibt, müssen Sie lernen, sich jeden Tag neu mit dem Problem auseinanderzusetzen und mit gezieltem Training dagegen anzugehen.

Sie brauchen starke und flexible Rückenmuskeln, damit die Wirbelsäule entlastet wird und optimal funktionieren kann. Und Sie brauchen aus demselben Grund ebenso starke Bauchmuskeln.

Übungen für Gesäß und Hüften

Der menschliche Körper paßt sich jeder Stimulierung von außen rasch an – vielen Wiederholungen, wenigen Wiederholungen, schweren Gewichten, leichteren Gewichten und so weiter.

Muskeln, die mit einem höheren Gewicht belastet werden, als sie gewohnt sind, werden schnell größer und stärker. Nach einiger Zeit jedoch erfolgt ein Anpassungsprozeß, und schließlich reagieren die Muskeln nicht mehr oder nur noch sehr geringfügig auf den Reiz. Dem kann man nur durch ständiges Ändern des Trainingsablaufs begegnen. Im Grunde geht es dabei darum, den Trainingsablauf auf geordnete Weise ungeordnet zu halten! Ich gebe Ihnen hier zwar ein Trainingsbeispiel für Gesäß und Hüften, denken Sie aber daran, daß Sie Ihr Programm ständig variieren bzw. ändern sollten. Sie können bei jedem Training mehr oder weniger dieselben Übungen ausführen, aber die Reihenfolge und die Zusammenstellung von Sätzen und Wiederholungen sollten immer geändert werden. Das wird auch – als »Nebenprodukt« – der Langeweile vorbeugen und Ihr Interesse am Training wachhalten.

Die Übungen, die Ihnen im folgenden vorgestellt werden, werden Sie ziemlich beanspruchen. Sie müssen deshalb langsam »hinüben«, sonst haben Sie am nächsten Tag erheblichen Muskelkater. Für den Anfang genügen ein oder zwei Traingingsdurchgänge mit allen drei Bewegungen. Wenn Sie einen Monat lang drei Durchgänge absolviert haben, können Sie auf verschiedene Intensitätstechniken übergehen, je nachdem, wie Ihr Körper reagiert.

Beine-Hüfte-Bewegungen am Kabel (Abb. 40–42)

Man kann diese Bewegung in vier Richtungen ausführen; die Variante, bei der das Bein nach vorne ausgestreckt wird, möchte ich Ihnen allerdings nicht empfehlen. Die Kabelbewegung nach hinten ist für die Entwicklung der Gesäßmuskeln am besten, aber da so viele Muskeln des Beckengürtels zusammenwirken, erzielt man erfahrungsgemäß mit allen drei Bewegungen die besten Resultate, wobei die Bewegung nach hinten besonders die äußere Hüfte und die inneren Oberschenkel formt.

Die Beine hüftbreit aufsetzen. Das gestreckte Bein wird nach hinten gezogen, bis das Bein mit dem Oberkörper eine Linie bildet. Kopf in Verlängerung der Wirbelsäule, Becken fixieren.
Atemtechnik: Beim Nachhintenziehen ausatmen, beim Zurückführen einatmen.
Sätze: 3; Wiederholungen: 15–20.

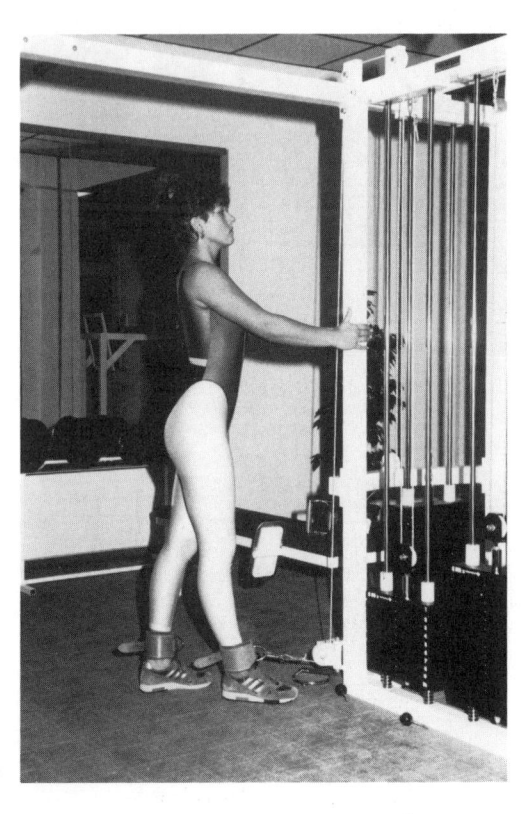

Abb. 40

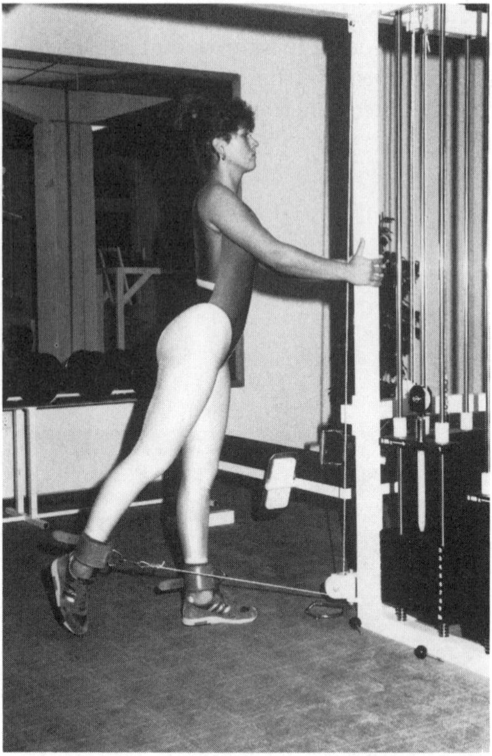

Abb. 41

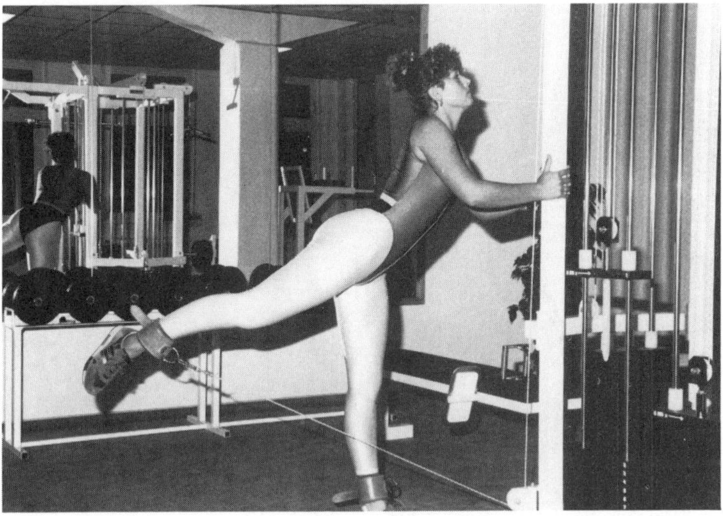

Abb. 42

Hüften-Hyperextension (ohne Abb.)

Diese Bewegung wird auch Jazz-Kick oder Ballett-Kick genannt. Sie belastet gezielt die Gesäßmuskeln. Sie knien sich auf den Boden, heben das linke Knie an und ziehen es an die Brust. Dann strecken Sie das linke Bein nach hinten aus und heben es dabei so weit wie möglich an. Mit jedem Bein machen Sie dieselbe Anzahl von Sätzen und Wiederholungen. Um den Widerstand zu erhöhen, können Sie noch zusätzlich Gewichte an den Fußgelenken befestigen.

Sätze: 3; Wiederholungen 15–20.

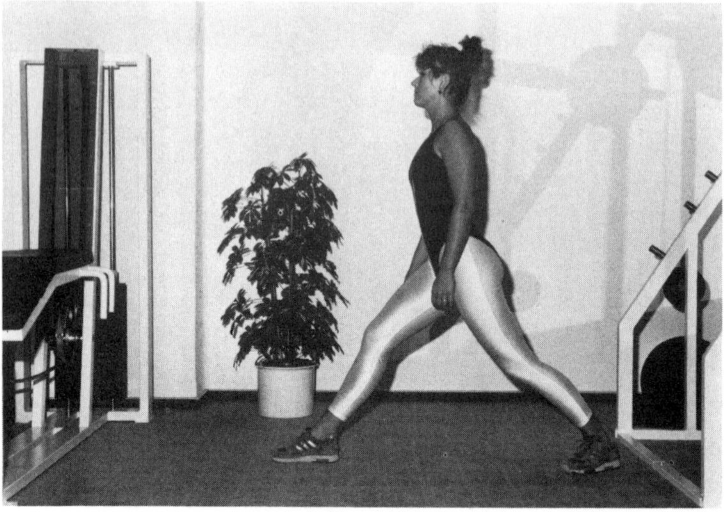

Abb. 43

Ausfallschritte (Abb. 43–45)

Dies ist eine allgemein bekannte Übung. Sie machen zunächst einen kurzen Ausfallschritt und gehen dann in die Ausgangsposition zurück. Dann machen Sie mit demselben Bein einen langen Ausfallschritt, bei dem Sie Ihre Gesäßmuskeln so stark wie möglich zusammenziehen. Anschließend wiederholen Sie diese beiden Bewegungen mit dem anderen Bein.

Sätze: 3; Wiederholungen: 15–20.

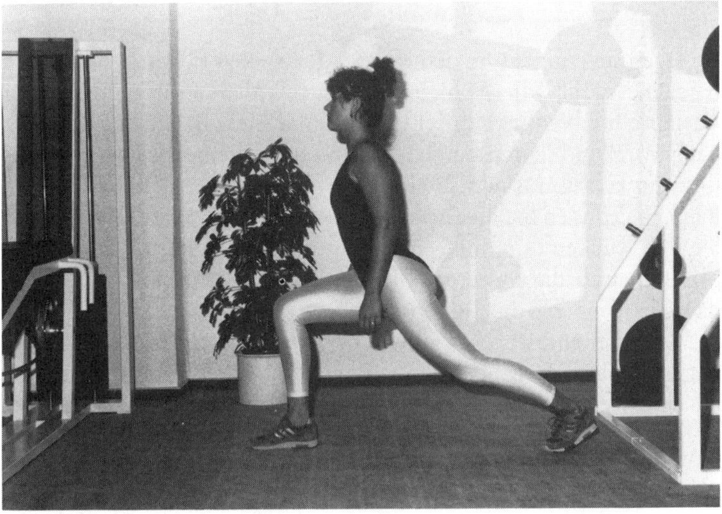

Abb. 44

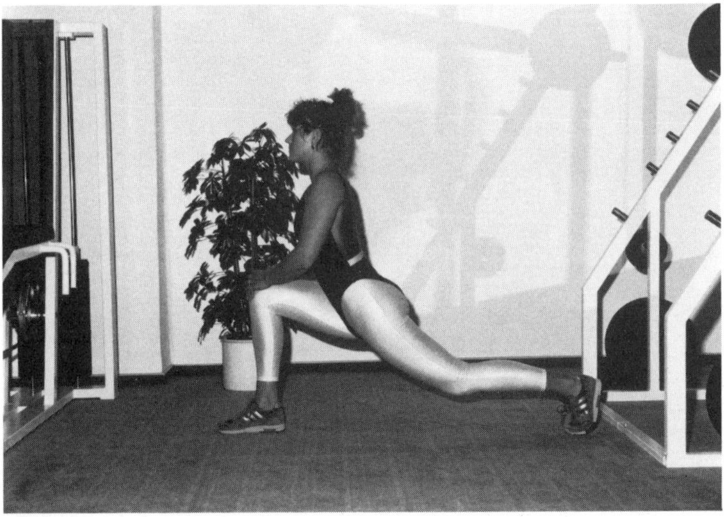

Abb. 45

133

Gesäß-Straffung (zwei Varianten [ohne Abb.])

Sie legen sich mit eng an den Körper gezogenen Füßen flach auf den Rücken, wobei die Sohlen auf dem Boden aufliegen. Bei der Variante für Neulinge drücken Sie einfach das Becken rhythmisch nach vorn und halten bei jedem fünften Mal eine Höchstkontraktion der Gesäßmuskeln. Wenn Ihre Lendenwirbel keine Probleme machen, können Sie die fortgeschrittene Version ausführen, bei der Sie den Rücken durchbiegen, die untere Rückenpartie, die Gesäßmuskeln und die hinteren Oberschenkelmuskeln anspannen und das Gesäß hoch vom Boden abheben.

Auch hier empfehle ich Ihnen, bei jedem fünften Mal kurz in der angespannten Position einzuhalten. Die fortgeschrittene Variante ist eine weitaus intensivere Übung, weil sie sich über einen viel breiteren Bewegungsablauf erstreckt.

Wenn Sie bei der Übung ein Bein ausstrecken, verdoppeln Sie den Widerstand gegen die Gesäßmuskeln.

Sätze: 3; Wiederholungen: 20–30.

Zwei Wege zu perfekten Beinen

Es klingt paradox, aber mit ein und derselben Übung können Sie Ihre Beine schlanker oder voller machen – Fitneßtraining machts möglich. Ob Sie nun »Storchenbeine« oder säulenartige Oberschenkel Ihr eigen nennen, mit Gewichtstraining können Sie beide Mängel korrigieren.

Am Beispiel des Trainings von zwei unterschiedlich veranlagten Frauentypen sehen wir, wie es geht: Die erste Frau wurde kaum beachtet. Sie war schmächtig und mager. Im Gegensatz zu vielen anderen Frauen von heute hatte sie nie Sport getrieben, und das war nicht zu übersehen.

Die zweite dagegen war Sportlerin. Als Schülerin hatte sie Volleyball, Handball und Basketball gespielt, hatte aber nach dem Schulabschluß und dem Ende der sportlich aktiven Zeit rasch zugenommen.

Jede der beiden Frauen entwickelte ihre eigene Trainingsmethode zur Korrektur ihrer individuellen Schwächen.

Der zweite Frauentyp trainierte die Beine dreimal die Woche im Rahmen eines Ganzkörpertrainings. Zwischen den Trainingstagen legte sie einen Tag Pause ein. Sie trainierte von jeder Übung nur einen Satz, um ihr Training des gesamten Körpers in anderthalb bis zwei Stunden abschließen zu können. Sie begann mit dem Beintraining, weil sie der Ansicht war, man solle die größeren Muskelgruppen zuerst trainieren.

Der erste Frauentyp widmete den Oberschenkeln und Waden eine ganze eigene Trainingseinheit. Andere Trainingstage galten Brust und Rücken sowie Bizeps und Trizeps zusammen mit den Schultern. Sie trainierte an zwei aufeinanderfolgenden Tagen und machte dann einen Tag Pause.

Ein Vergleich der beiden Trainingspläne zeigt, daß Frauentyp eins fünfmal soviel Sätze trainierte wie Frauentyp zwei (30 Sätze gegenüber sechs). Typ eins trainierte im allgemeinen mit weniger Wiederholungen (zehn gegenüber 20) und mit maximalen Gewichten. Die höhere Intensität in Verbindung mit mehr Erholungspausen ließ die Beine von Frauentyp eins an Muskelmasse zunehmen. Ihre Übungen schlossen alle Beinbewegungen ein: auf und ab, parallel zur Schwerkraftlinie (Frontal- und Sissy-Kniebeugen),

Schritte (Aufsteigen und Ausfallschritte) sowie Bewegungen zum Körper und vom Körper weg (Adduktoren/Abduktoren). Wenn man die Beine derart hart bearbeitet, zwingt man sie einfach, fülliger, kompakter und wohlgeformt zu werden.

Der Trainingsplan von Frauentyp zwei (Ganzkörpertraining) war mehr aerobischer Natur und daher sehr effektiv für den Fettabbau. Durch die Ergänzung ihres Gewichtstrainings mit aerobischen Aktivitäten konnte sie ihren Körperfettanteil reduzieren. Da der größte Fettanteil an den Oberschenkeln konzentriert war, bedeutete dieses Vorgehen eine bemerkenswerte Veränderung ihrer Figur.

Übungen für vollere Oberschenkel (Frauentyp eins)

Frontalkniebeugen

5–6 Sätze von je 10 Wiederholungen mit maximalem Gewicht. (s. a. S. 80 f.)

Beinstrecken

3–4 Sätze von je 10 Wiederholungen mit maximalem Gewicht. (s. a. S. 78 und 86)

Kreuzheben mit gestreckten Beinen

4 Sätze von je 10 Wiederholungen mit schrittweise steigendem Gewicht. (s. a. S. 94 f.)

Beincurls

In betont korrekter Technik, Becken bleibt auf der Bank. 4 Sätze von je 10 Wiederholungen, Maximalgewicht. (s. a. S. 84 f.)

Stufensteigen

Langhantel auf der Schulter, auf eine Kiste steigen, dann wieder absteigen; 3 Sätze von je 10 Wiederholungen mit steigendem Gewicht.

Ausfallschritte

3–4 Sätze von je 10 Wiederholungen. (s. a. S. 132)

Adduktoren/Abduktoren-Maschine

3 Sätze von je 10 Wiederholungen, Maximalgewicht. (Ausführung s. S. 88 bis 92)

Hackenschmidt-Kniebeugen

Mit leichtem oder ohne Gewicht. 4–5 Sätze von je 25 Wiederholungen mit nach innen und außen gerichteten Fußspitzen. (s. S. 82 f.)

Übungen für schlankere Oberschenkel (Frauentyp zwei)

Dreimal die Woche mindestens eine Stunde lang irgendeine aerobische Aktivität.
    Beintraining im Anschluß an ein Training des gesamten Körpers:

Kniebeugen

1 Satz; 20 Wiederholungen oder

Frontalkniebeugen

1 Satz; 20 Wiederholungen (s. a. S. 80 f.)

Beinpressen

1 Satz; 20 Wiederholungen; oder

Beinstrecken

1 Satz; 20 Wiederholungen (s. a. S. 78 und 86 f.)

Beincurls

1 Satz; 20 Wiederholungen (s. a. S. 84 f.)

Kreuzheben mit gestreckten Beinen

1 Satz; 20 Wiederholungen (s. a. S. 94 f.)

Aerobisches Training im Bodybuilding

Über aerobisches Training und körperliche Fitneß steht uns heutzutage eine Fülle medizinischer Informationen zur Verfügung. Unterschiedliche, zum Teil divergierende Auffassungen gibt es über Nutzen und Risiken aerobischen oder anaerobischen Trainings. Eines jedoch steht jedenfalls fest. Fünfzigjährige, die regelmäßig aerobisch trainieren, können im Hinblick auf Herz und Kreislauf genauso fit sein wie viele Sportler im Alter zwischen 15 und 20. Aerobisches Training verlangsamt den Alterungsprozeß.

Einig ist man sich auch nicht darüber, was aerobisches Training eigentlich ist, außer in folgendem:

- Erhöhter Sauerstoffverbrauch des Blutes.
- Steigerung von Pulsschlag, Blutdruck, Körpertemperatur und Schweißabsonderung.
- Der Körper verwendet Fett als primäre Energiequelle. Auch Glykogenreserven und Muskelgewebe können bei aerobischer Aktivität als Energiequellen dienen.
- Der Nutzen aerobischen Trainings hängt von der Trainingsdauer und -intensität ab.

Jahrelang wurde versucht, körperliches Training in zwei Grundarten zu unterteilen: aerobisch und anaerobisch. Man ging bei dieser Klassifikation von den Vorgängen beim menschlichen Stoffwechsel aus. Aber in der Praxis ist kein Training nur anaerobisch oder nur aerobisch. Der Irrtum, anaerobisches Training sei eine Trainingsform, bei der der Körper nicht mehr Sauerstoff verbraucht als im Ruhezustand, ist weit verbreitet. Offensichtlich atmen Sportler auch bei und nach einem anaerobischen Training viel schneller, das heißt, sie nehmen mehr Sauerstoff auf, um den erhöhten Bedarf unter Belastung zu decken.

Allerdings erhöht sich bei manchen sportlichen Aktivitäten der Sauerstoffbedarf stärker als bei anderen. Es handelt sich dabei im allgemeinen um Aktivitäten, die gleichförmig über längere Zeit unterhalb der oberen Leistungsgrenze ausgeübt werden. Radfahren, Langstreckenlauf und Schwimmen sind die bekanntesten Beispiele für aerobisches Training. Bodybuilding und Gewichtheben gelten gewöhnlich nicht als aerobisch, trotzdem haben auch sie eine gewisse aerobische Komponente, besonders das Bodybuilding. Die meisten aktiven Bodybuilder sind allerdings oft in aerobischer Hinsicht nicht so fit wie zum Beispiel Langstreckenläufer, es sei denn, sie *integrieren aerobische Aktivitäten in ihren Trainingsplan*. Welche Vorteile hat das? Hat es Nachteile? Beeinträchtigt zusätzliches aerobisches Training eventuell den Muskelaufbau? Wieviel aerobisches Training soll man betreiben? Einige von Bodybuildern oft gestellte Fragen, deren Beantwortung vielleicht auch für Ihr Fitneßtraining von Belang sein kann.

Bei Bodybuildern erhöht sich aufgrund von Muskelwachstum und Fettabbau die »magere« Körpermasse. Das Herz reagiert auf dieses Anwachsen der Muskelmasse, indem es sich erweitert, um mehr Blut pumpen zu können. Die Veränderung des Herzens reicht aber im allgemeinen nicht aus, um zehn bis fünfzehn Kilogramm an zusätzlicher Muskelmasse ein Leben lang zu versorgen. Forschungen haben ergeben, daß das Verhältnis von fettfreier Körpermasse zur Herzkapazität bei Bodybuildern nur geringfügig besser ist als bei Menschen, die überhaupt nicht trainieren (trotz des erhöhten Blutausstoßes aufgrund ihres Trainings).

Marathonläufer zum Beispiel haben dagegen gewöhnlich große, leistungsfähige Herzen bei geringer Körpermasse. Bisweilen kann die Leistungsfähigkeit des Herzens die Bedürfnisse ihres im allgemeinen schmalen Körperbaus sogar übersteigen. Ein Bodybuilder würde wahrscheinlich nicht mit dem Körperbau eines Langstreckenläufers tauschen wollen, aber er kann durchaus von den Vorteilen des Langstreckenlaufs profitieren, ohne an Muskelmasse zu verlieren.

Mit aerobischem Training erreicht man eine aktivere Lebensweise, erhöhte Ausdauer, einen erheblichen Rückgang an Herzanfällen und eine längere Lebenserwartung. All dies trifft auch auf den gesunden Bodybuilding-Lebensstil zu. In Verbindung mit einigen Formen aerobischen Trainings bewirkt Bodybuilding Verbesserungen in allen angesprochenen Bereichen (und verhilft Ihnen zudem noch zu einem schönen, wohlproportionierten Körper).

Neueste Untersuchungen haben ergeben, daß sowohl bei einer Stunde intensiven Gewichtstrainings als auch bei einem einstündigen Lauf von acht bis fünfzehn Kilometern über 20 Gramm Körperprotein abgebaut werden, und zwar vermutlich aus dem skelettalen Muskelgewebe. Wenn der Proteinabbau im Rahmen bleibt, bedient sich der Körper zur Gewebereparatur und zum Neuaufbau des mit der Nahrung zugeführten Proteins. Die Wirksamkeit dieses Vorgangs hängt davon ab, welche Proteine in circa acht Stunden nach dem Training in welcher Menge konsumiert werden. Mangelnder Proteingehalt der Nahrung kann geringfügigen Verlust von Körperprotein bewirken, aber über längere Zeit zu beträchtlichem Muskelschwund führen.

Die besten Bodybuilding-Programme sind die, die alle Muskeln trainieren, auch diejenigen, die nicht zu sehen sind, besonders das Herz.

Einige Formen aerobischen Trainings für Bodybuilder, die Muskeln aufbauen *und* Herz und Kreislauf trainieren wollen, habe ich hier zusammengestellt:

- Dreimal die Woche Jogging über zwei bis drei Kilometer bei mäßigem Tempo
  oder
- dreimal wöchentlich mindestens 500 bis 800 Meter schwimmen
  oder
- dreimal wöchentlich eine Stunde in mäßigem Tempo radfahren
  oder
- dreimal pro Woche eine Stunde lang bei mäßigem Widerstand auf dem Ergometer radfahren.
- Zwei- bis dreimal die Woche eine Stunde lang über den ganzen Platz Basketball spielen.
- Übergang auf eine aerobischere Form des Gewichtstrainings, wie Zirkeltraining oder Intervall.
- Beliebige Kombinationen dieser Vorschläge.

Aerobische Aktivitäten sind einfach eine Möglichkeit, mit den durch Bodybuilding neu entwickelten Muskeln *auch etwas anzufangen*. Außerdem unterstützt aerobisches Training den Bodybuilder dabei, seinen Körperfettanteil gering zu halten. Genau wie Gewichtstraining regt es den Stoffwechsel an, und deshalb darf man auch gelegentlich bei seinem Leibgericht ruhig einmal kräftiger zulangen.

Tips fürs Joggen

- Tragen Sie möglichst gut gepolsterte Schuhe. Diese Schuhe sind im allgemeinen schwerer als solche, die weniger Schutz bieten, aber das höhere Gewicht wird durch verringerte Verletzungsgefahr und mehr Freude am Laufen wettgemacht.
- Tragen Sie eine Einlage, die Erschütterungen absorbiert. Es gibt Einlagen, die über 90 Prozent der Erschütterung bei jedem Schritt auffangen. Für die etwas Molligeren unter Ihnen sind solche Einlagen ein absolutes Muß, weil Ihre Füße beim ständigen Auftreten auf Pflaster oder harten Untergrund extrem belastet werden.
- Trinken Sie – sollten Sie bereits eine längere Strecke meistern – beim Laufen reichlich Wasser oder leicht gezuckerte Flüssigkeit. An heißen Tagen mit hoher Luftfeuchtigkeit muß man noch erheblich mehr trinken. Vermeiden Sie jedoch kalte Getränke.

Tips für das Fahrrad-Ergometer

Neben dem Schwimmen ist ein richtig konzipiertes Fahrrad-Ergometer gerade für Bodybuilder die wohl bequemste und effektivste Möglichkeit, aerobisch zu trainieren, weil die Gelenke nur wenig beansprucht werden. In Studios und Fitneßcentern findet man eine Vielzahl verschiedener Ergometertypen zur Steigerung der aerobischen Kapazität. Einige dieser Maschinen sind jedoch wegen ihrer guten Konzeption besonders erwähnenswert. Das »Lifecycle« ist das wahrscheinlich derzeit beste Fahrrad-Ergometer auf dem Markt. Das verbreitetste und preiswerteste ist jedoch das »Schwinn EX-2«-Ergometer. Beide sind ausgezeichnete aerobische Trainingsgeräte, aber meines Erachtens bietet das Lifecycle die Möglichkeit zu gezielterem, beständigerem Training. Allerdings ist es auch teurer. Ergometer sind ungefährliche, effektive Geräte zur Steigerung der aerobischen Kapazität, die auch bei anderen Sportlern und Fitneßfreunden im allgemeinen immer beliebter werden, seit sie gelernt haben, daß zusätzliches aerobisches Training bei der Reduktion von Körperfett und der Verbesserung der Laufzeiten hilfreich ist.

Training zu zweit: Partnerübungen

Gemeinsames Training mit einem Partner kann wie eine Romanze sein. Die Verbundenheit von Mann und Frau im Training kann für beide zur höchst aufregenden Erfahrung werden. Es macht Spaß, es hat etwas Romantisches, und es bietet eine Fülle von Vorzügen. In gewissem Sinn ist es auch eine erotische Erfahrung, zusammen zu trainieren. Es ist intim, körperlich und – bei manchen Übungen – »berührend«.

Aus Sätzen und Wiederholungen gewinnen Sie Stil, Fitneß, Energie, Unabhängigkeit und Gesundheit. Wenn Sie mit Ihrem Partner trainieren, sind die Fortschritte, die Kameradschaft und die gemeinsamen Anstrengungen ein wirkliches Vergnügen.

Im Bodybuilding geht es nicht um »Treffer und Zähler«, wie etwa beim Volleyball, Tennis und anderen Sportarten. Da Frauen oft mit anderen Zielen, auch unter anderen Voraussetzungen als Männer trainieren, kommt es fast nie zu jener ungesunden Rivalität, zu Aggressionen und zum Abreagieren am Spiel- oder Sportpartner wie in den Wettkampfsportarten. (Das Spiel, das manche Paare auf dem Tennisplatz austragen, scheint gelegentlich mit Sport wirklich nichts mehr zu tun zu haben.) Die Kompensation von Ärger oder Rivalität in intensiven sportlichen Spielen mag zwar gesund sein, sie kann aber auch zum Ventil für bisher verdrängte Frustrationen und Feindseligkeit zwischen Freunden oder Liebespartnern werden.

Wenn Mann und Frau zusammen im Studio trainieren, ist es oft die Frau, die eine ganz andere, sehr angenehme Atmosphäre entstehen läßt. Gegen ein gewisses Maß an Konkurrenz und Rivalität ist nichts einzuwenden: Spannungen werden abgebaut, man motiviert und stimuliert sich gegenseitig zu höherem Einsatz u. v. m., nur allzu ernst sollte man das alles nicht nehmen. Eher als willkommene Abwechslung zum Alltag, als sinnvolle Freizeitbeschäftigung, und zwar als gemeinsam betriebene – was ja bekanntlich nicht unbedingt immer so üblich ist.

Ein Paar von Bodybuildern, das regelmäßig seine Sätze und Wiederholungen im Sportstudio gemeinsam absolviert, fühlt sich einander stärker verbunden, und jeder entwickelt einen gewissen Stolz nicht nur auf den eigenen athletischen, attraktiven Körper, sondern auch auf den des Partners. Auch weil er selbst erfahren hat, wieviel Mühe und Konsequenz notwendig waren, um dieses Ziel zu erreichen.

Vielleicht entdeckt einer am andern plötzlich nie geahnte Kräfte und Fähigkeiten – und kann sich nur noch wundern: Ist er (sie) das?

Durch ihr gemeinsames Streben nach Fitneß werden Sie zu einem ähnlichen Tagesablauf kommen, sich beide gesund ernähren, Ihre Zeiten aufeinander abstimmen und somit mehr Zeit füreinander (und für andere) haben.

Sie werden nicht mehr so aufreibend um Verständnis für das, was Sie tun, kämpfen müssen, denn jeder nimmt aus den gemeinsamen Erfahrungen ein klareres Bild des Partners mit.

Als Bodybuilderin bzw. Bodybuilder trainiert man auf Körperform und Muskelentwicklung. Männer und Frauen gehen an ihr Training mit einer sportlichen Einstellung heran und sehen die Herausforderung in erster Linie in der Erweiterung ihrer persönlichen Grenzen.

Er versucht nicht besser zu sein als sie, und sie wird nicht versuchen, ihn auszustechen. Beide empfinden die Fortschritte des anderen als Maß dafür, was für sie selbst möglich ist. Es geht ihnen nicht darum, den anderen zu überwinden, sondern das eigentliche Ziel jeder Trainingseinheit ist immer wieder die Selbstüberwindung.

Weder er noch sie kann jemals verlieren oder den anderen als Verlierer erleben.

Vielleicht ist sie bereits eine fortgeschrittene Bodybuilderin und er noch Anfänger. Unter diesen Umständen wäre es nur natürlich, wenn er sich von ihr im Training anleiten ließe. Eine derartige Beziehung kann enorm erfüllend sein. Zwischen Paaren aus anderen Sportarten, die gemeinsam trainieren und Wettkämpfe bestreiten, können sich leicht Probleme ergeben. Unterschiedliches Talent kann zu Disharmonien führen, wenn zum Beispiel einer deutlich besser oder stärker motiviert ist als der andere.

Beim gemeinsamen Bodybuilding-Training sind bestimmte Dinge von vornherein festgelegt. Natürlich kann keiner der Partner jemals so aussehen wie der andere. Dafür sorgen schon der natürliche hormonelle Unterschied und die Unterschiede im Körperbau. »Er« wird immer stärker sein und mehr Muskelsubstanz haben als »sie«. Ausgehend von einer etwa gleichen Kondition wird sie aber wahrscheinlich schneller eine attraktive, aufsehenerregende Figur entwickeln als er eine optimal definierte Muskulatur.

Auch wenn ein Partner ehrgeiziger ist als der andere, braucht er seine Trainingsintensität nicht zu reduzieren, damit der andere mithalten kann. Selbstvertrauen und Selbstachtung der beiden Partner stehen nicht auf dem Spiel. Die Tatsache, daß sie überhaupt trainieren, ist Ausdruck dessen, daß sie über genügend Selbstbewußtsein verfügen, um besser aussehen und sich wohler fühlen zu wollen.

Ein großer Vorteil gemeinsamen Bodybuilding-Trainings ist die Tatsache, daß man Absichten auch in die Tat umsetzt. Sie mögen genau wissen, wie man trainiert und daß Sie trainieren sollten, aber der Partner vermittelt Ihnen unter Umständen genau die erforderliche Motivation, gibt Ihnen den kleinen (oder manchmal großen) Schubs, um wirklich regelmäßig ins Studio zu gehen.

Wenn Sie und Ihr(e) Lebensgefährte/Lebensgefährtin sich zum gemeinsamen Training entschließen, bedenken Sie aber auch folgendes: Gewichttraining erfordert Kooperation, aber gelegentliche kleine Wettbewerbe können dem Training zusätzlichen Reiz verschaffen. Zum Beispiel, wer die meisten Wiederholungen mit einem (individuell) fast maximalen Gewicht schafft. Wenn einer von Ihnen den Partner im Bodybuilding trainiert, so tun Sie das in Gegenwart anderer diskret. Seien Sie konstruktiv, üben Sie keine verletzende Kritik. Für manche Menschen ist es einfach schwer zu ertragen, auf irgendeinem Gebiet Anfänger zu sein. Weil Sie Ihren Partner am besten kennen, können Sie sich von vornherein auf bestimmte Umgangsregeln einigen. Loben Sie Ihren Partner, wenn er oder sie etwas besonders gut macht. Freuen Sie sich mit ihm über jede Verbesserung. Die gegenwärtige Fitneßwelle ist zwar in vieler Hinsicht überaus positiv, kann aber zum Beispiel bei übergewichtigen Menschen mit ohnehin schon angeknackstem Selbstvertrauen die Hemmungen verstärken. Herbe Kritik bezüglich ihres Körpers kann dazu führen, daß sie Kontakt meiden oder die Lust am Trainieren verlieren. Als gemeinsam trainierendem Paar geht es Ihnen zwar um Fitneß und einen gesunden, schönen, attraktiven Körper – aber Sie beide wissen auch ganz genau, daß Ihre Zuneigung und Verbundenheit nicht mit diesem stehen oder fallen.

Natürlich werden Sie einen Teil Ihres Trainingsprogramms auch allein absolvieren. Vielleicht wird es Ihnen dann und wann einfach angenehmer sein, so »vor sich hin zu werkeln«, etwas Neues auszuprobieren o. ä. Oder Sie haben lieber eine Frau zum Trainingspartner – das alles bleibt letztendlich Ihren Wünschen und Ihrer Entscheidung überlassen. Aber ich bin ganz sicher, daß Ihnen ein gemeinsames Training mit einem vertrauten Partner Spaß und Freude bereiten wird – und Sie sehr motiviert.

Im folgenden möchte ich Ihnen einige Übungen vorstellen, sowohl aus dem mehr gymnastischen Bereich als auch aus der Arbeit an Maschinen, die sich für ein Partnertraining eignen bzw. in manchen Fällen sogar einen Trainingspartner erfordern.

Den Ablauf mancher Übungen werden Sie gut aus den entsprechenden Abbildungen ersehen können; vielleicht sind sie Ihnen auch bereits aus anderen sportlichen Aktivitäten bekannt. Eine detailliertere Übungsbeschreibung erübrigt sich hier also.

Andere Übungen wiederum sind (an anderer Stelle) näher beschrieben.

Generell kann man sagen, daß der Trainingspartner bei Übungen an oder mit Gerätschaften die Aufgabe hat, die korrekte Ausführung der jeweiligen Übung zu überprüfen, helfend einzugreifen, wenn mal die Kräfte nachlassen sollten, oder durch bestimmte Hilfestellungen mehr Sicherheit zu gewährleisten.

Bei einigen Übungen ohne Maschine (Beispiel: passive Dehnungsübung) ist ein Partner unbedingt notwendig, um die Übung überhaupt effizient ausführen zu können; das heißt, im Falle der genannten Übung werden Sie regelrecht bis zu einem bestimmten Punkt »gezogen« und dort gehalten, den Sie aus eigener Kraft normalerweise so nicht erreichen würden.

Alle Übungen sollten nach Möglichkeit auch in der Reihenfolge, wie unten aufgestellt, durchgeführt werden.

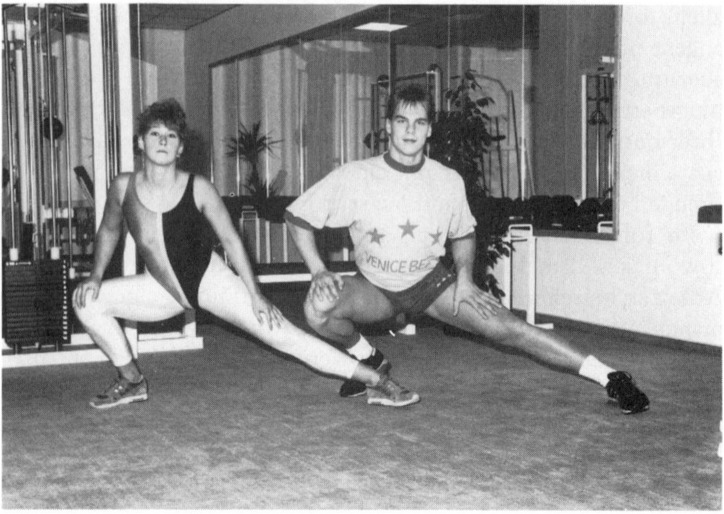

Abb. 46

Übung 1 (Abb. 46 + 47)
Dehn- und Streckübung für die Beine.

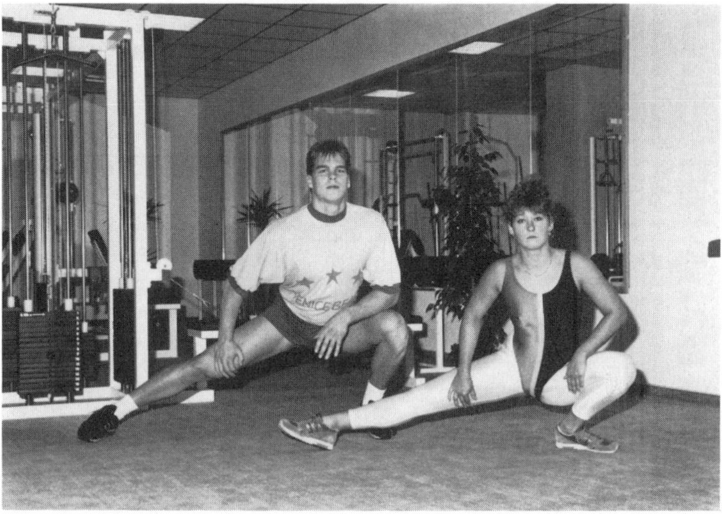

Abb. 47

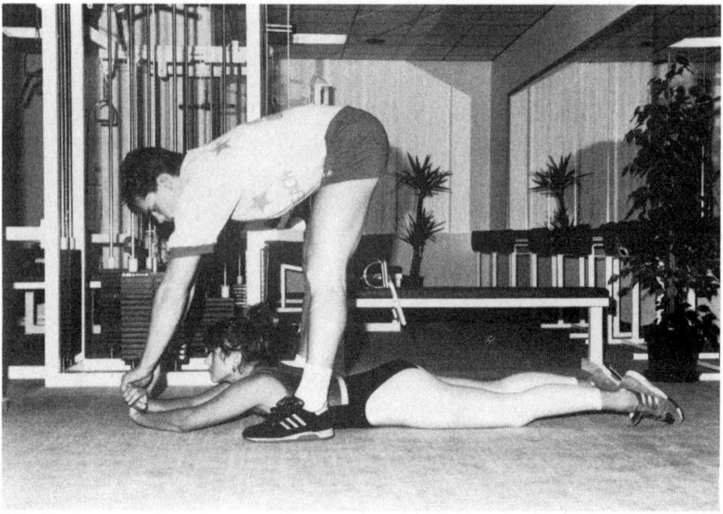

Abb. 48

Übung 2 (Abb. 48–50)
Passive Dehnübung für den unteren Rücken.

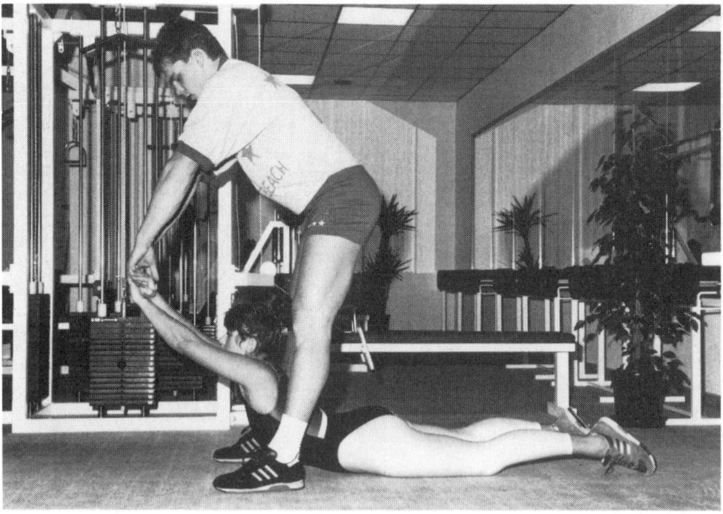

Abb. 49

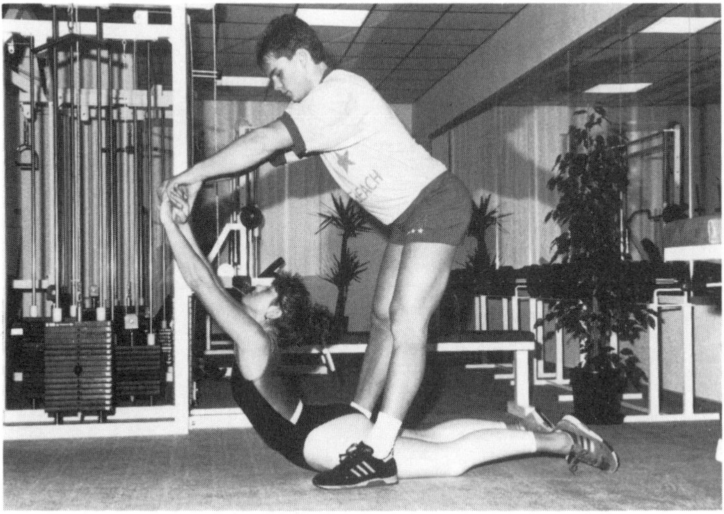

Abb. 50

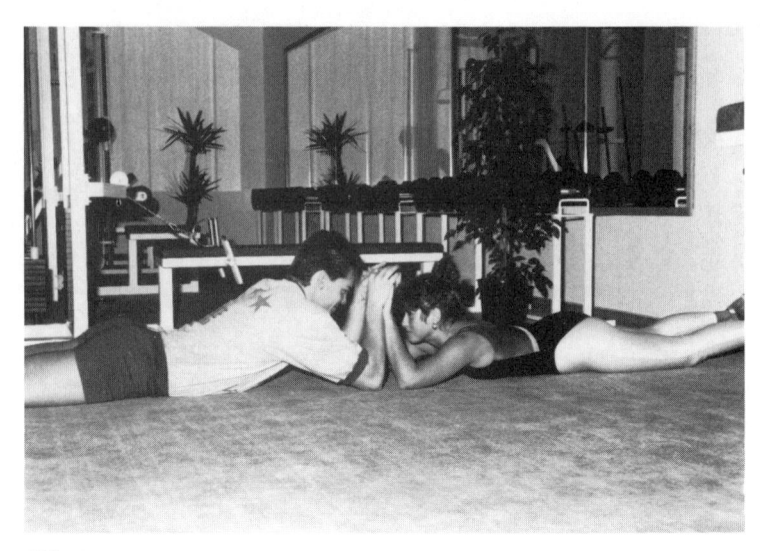

Abb. 51

Übung 3 (Abb. 51–53)
Aktive Dehnübung für den unteren Rücken.

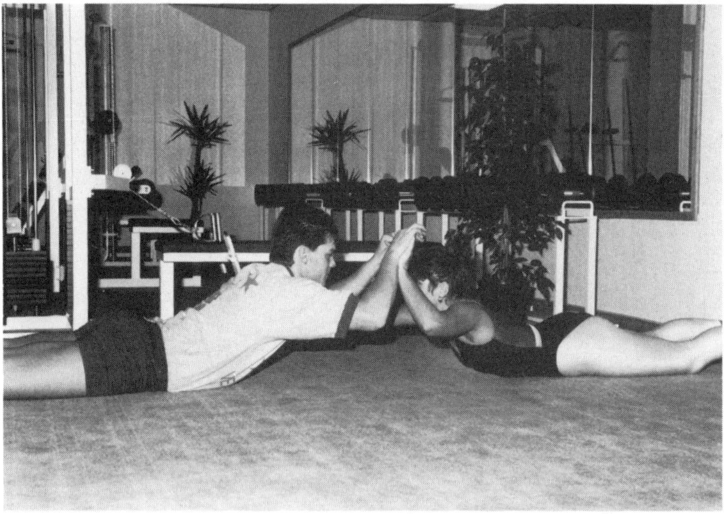

Abb. 52

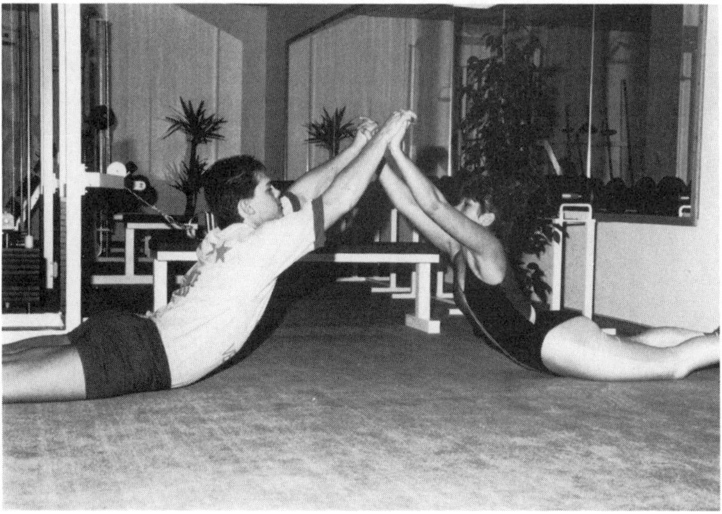

Abb. 53

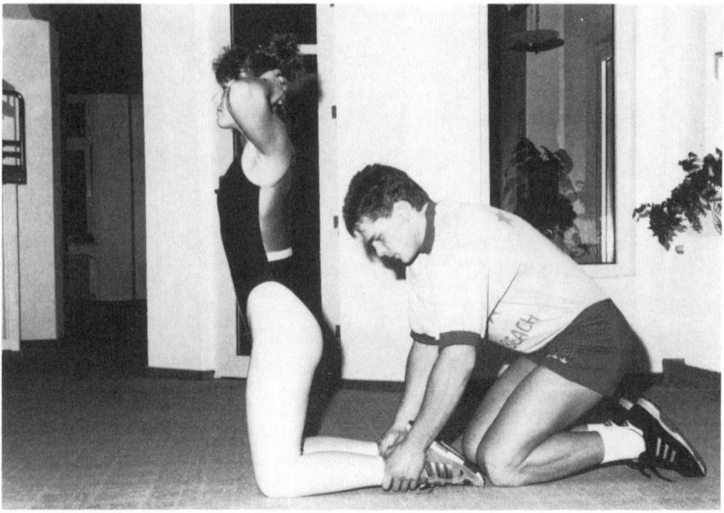

Abb. 54

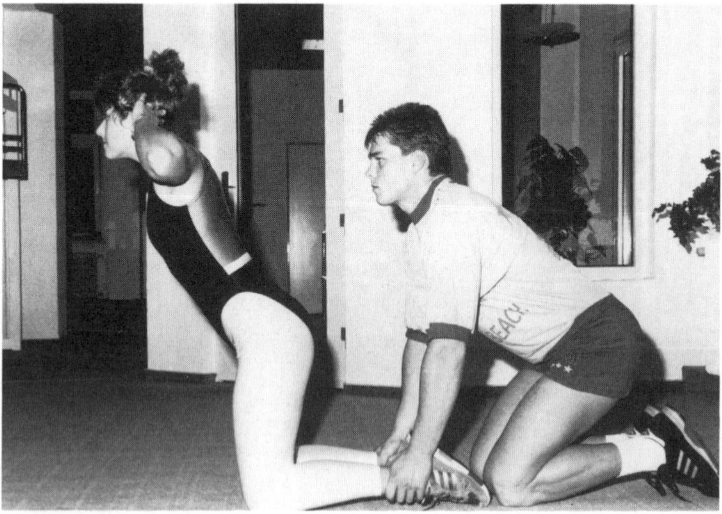

Abb. 55

Übung 4 (Abb. 54 + 55)

Hyperextension ohne Gerät für den unteren Rücken.

Übung 5 (Abb. 56–58)

»Good morning« für den unteren Rücken (Streckung und Dehnung).

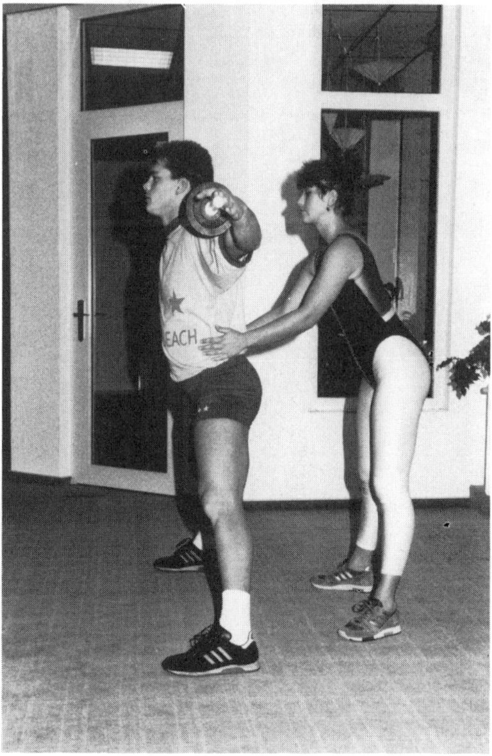

Abb. 56

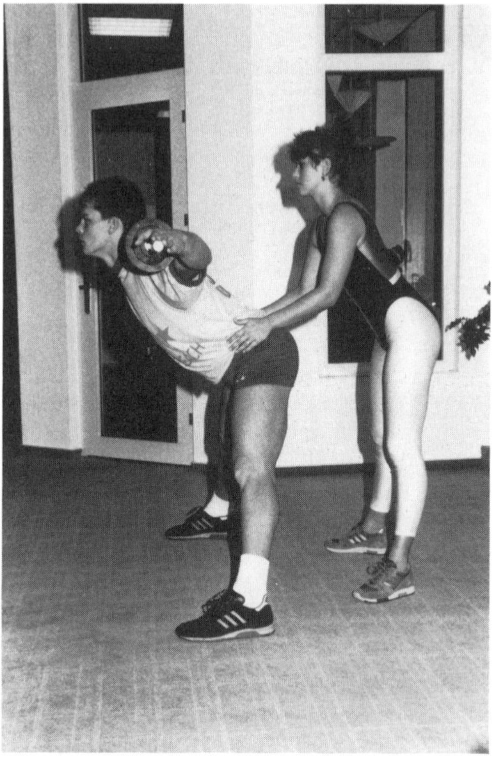

Abb. 57

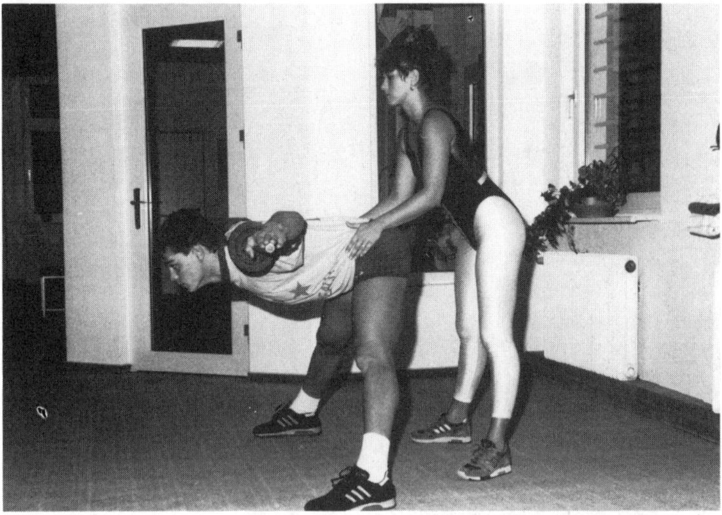

Abb. 58

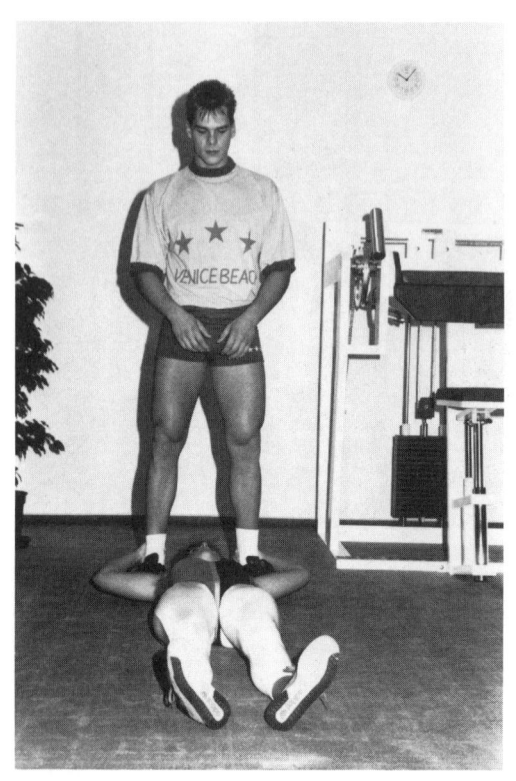

Abb. 59

Übung 6 (Abb. 59–62)
Beinwerfen für den unteren Bauch.

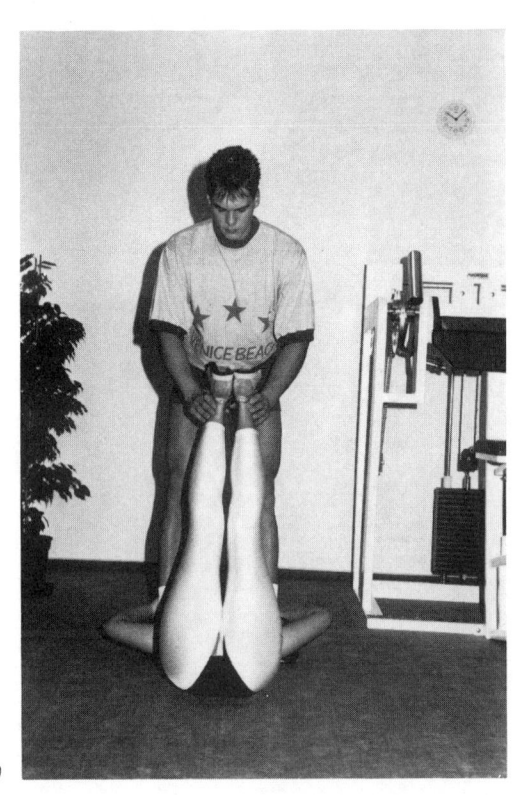

Abb. 60

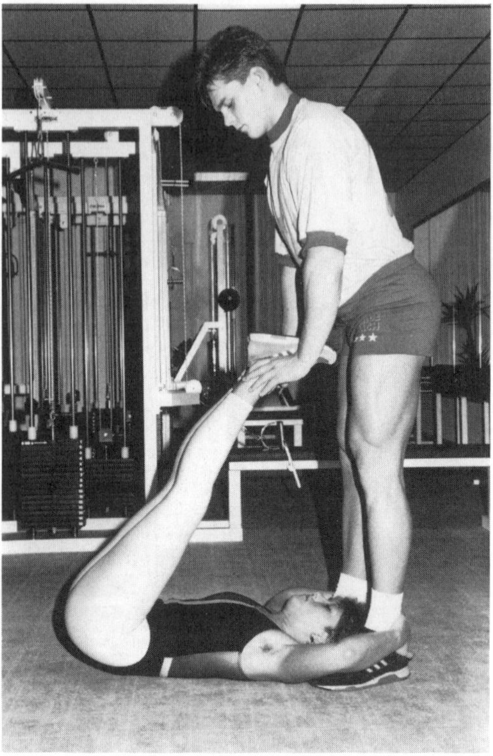

Abb. 61

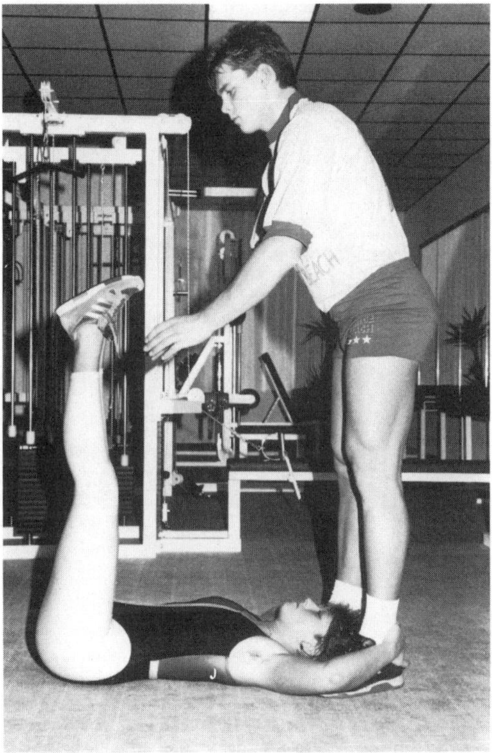

Abb. 62

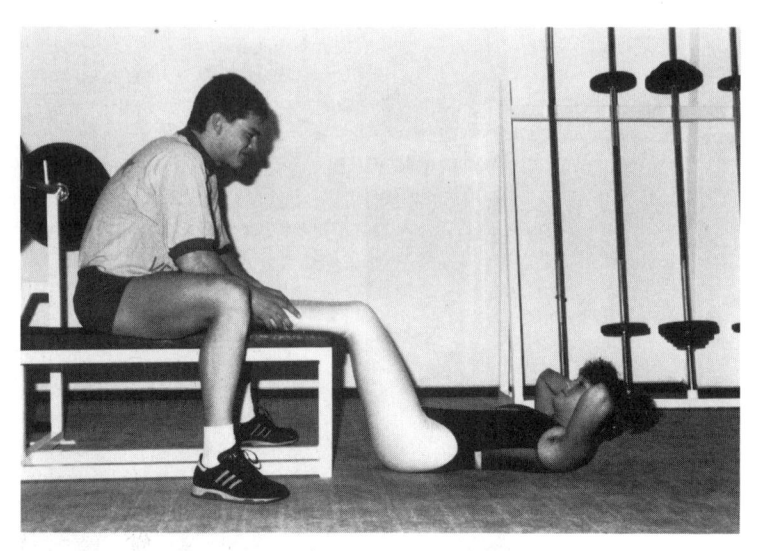

Abb. 63

Übung 7 (Abb. 63–65)

Bauchpressen (Crunches). Eine Beschreibung des Übungsablaufs finden Sie auch auf Seite 78 f..

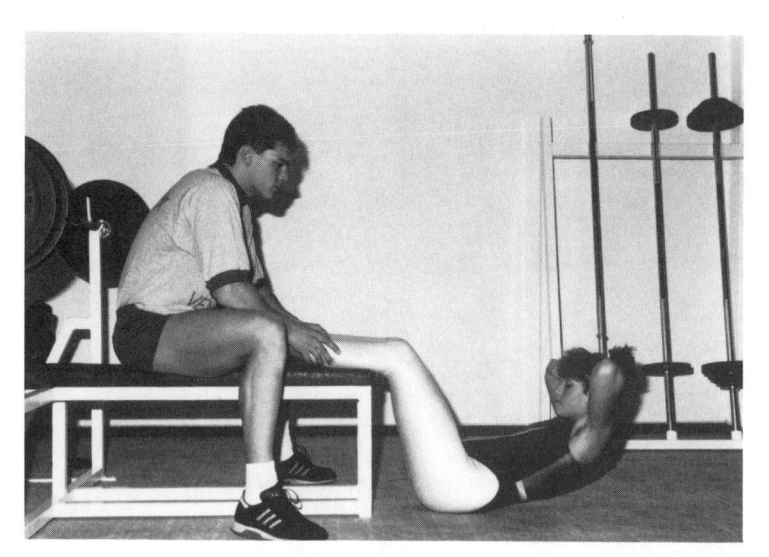

Abb. 64

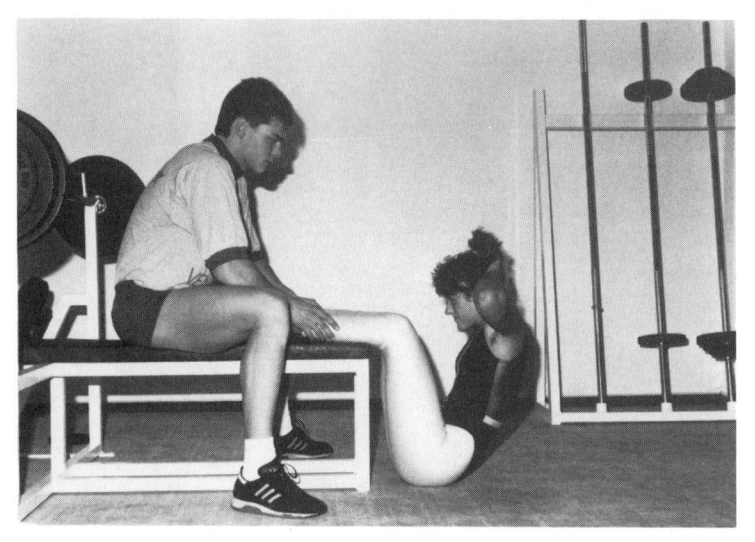

Abb. 65

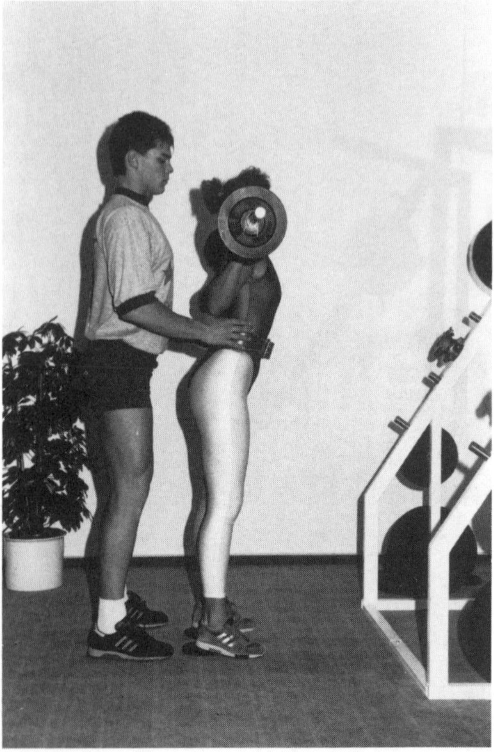

Abb. 66

Übung 8 (Abb. 66–68)

Kniebeugen mit Hantel für Beine und Gesäß. (Übungsbeschreibung: siehe Seite 80f.).

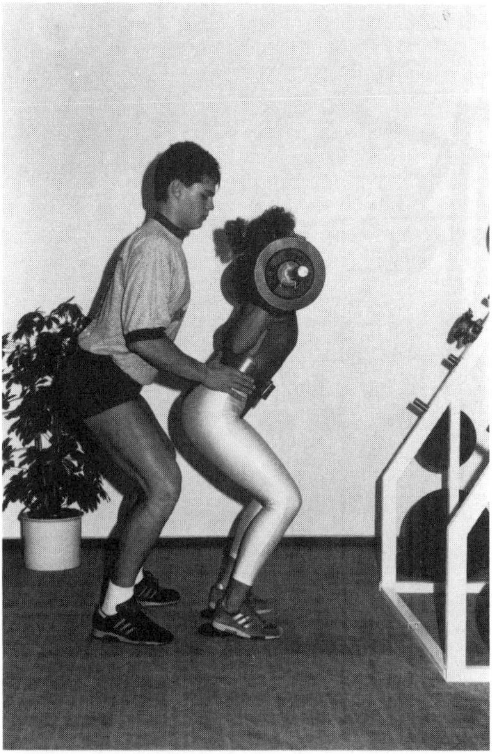

Abb. 67

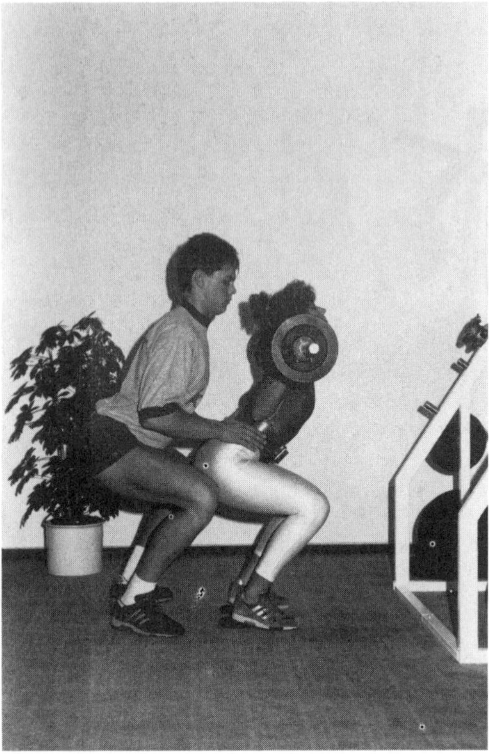

Abb. 68

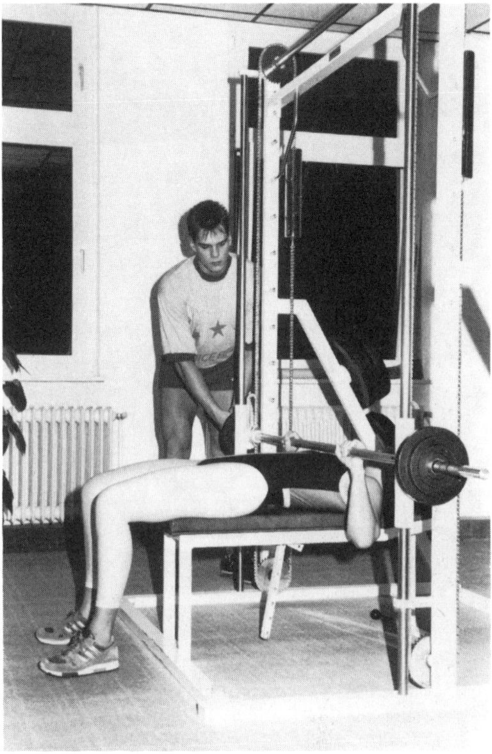

Abb. 69

Übung 9 (Abb. 69–71)

Bankdrücken (Brustübung) an der sogenannten Multipresse. (Übungsbeschreibung: siehe Seite 58 f.).

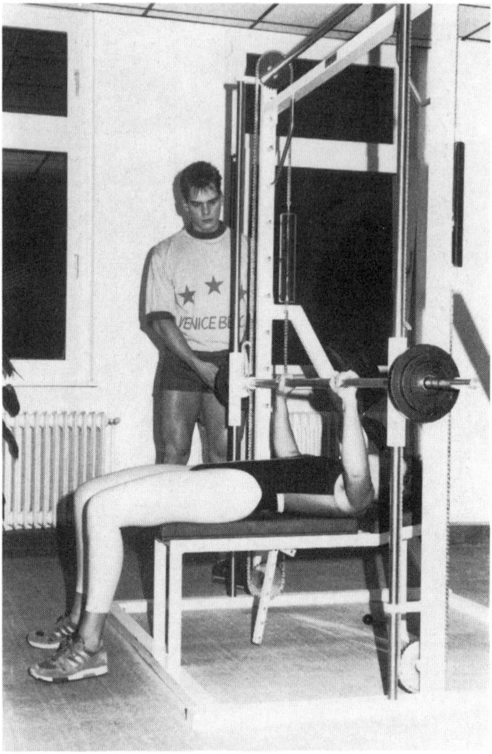

Abb. 70

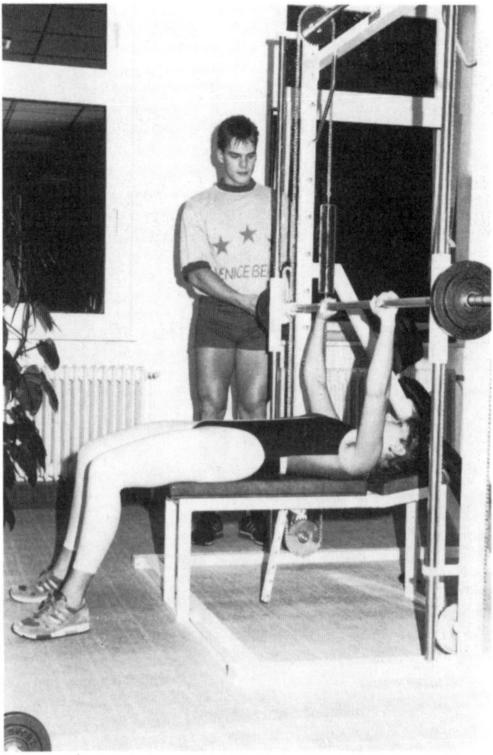

Abb. 71

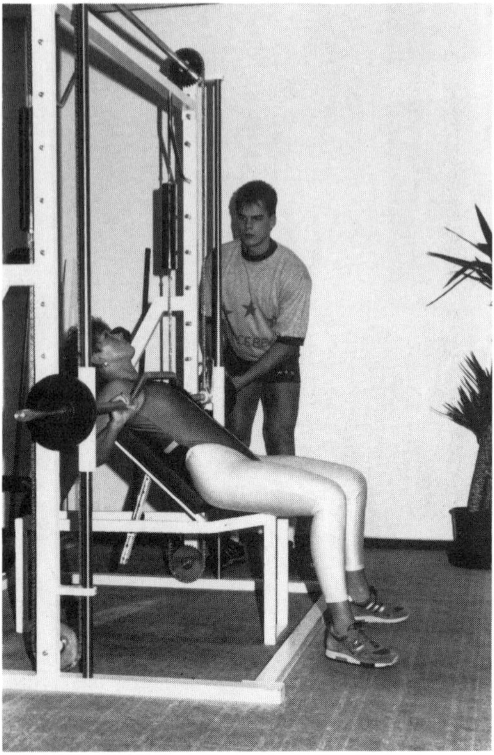

Abb. 72

Übung 10 (Abb. 72–74)

Schrägbankdrücken (obere Brust) an derselben Maschine wie bei Übung 9. (Übungsbeschreibung: siehe Seite 58)

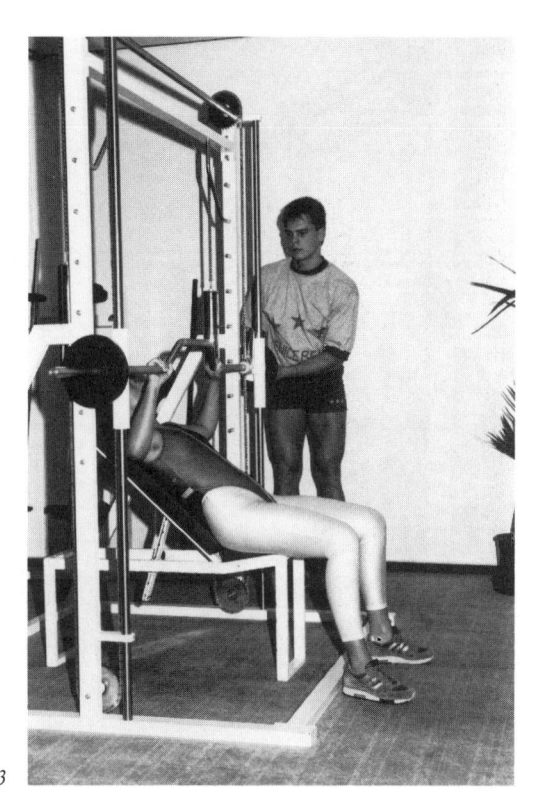

Abb. 73

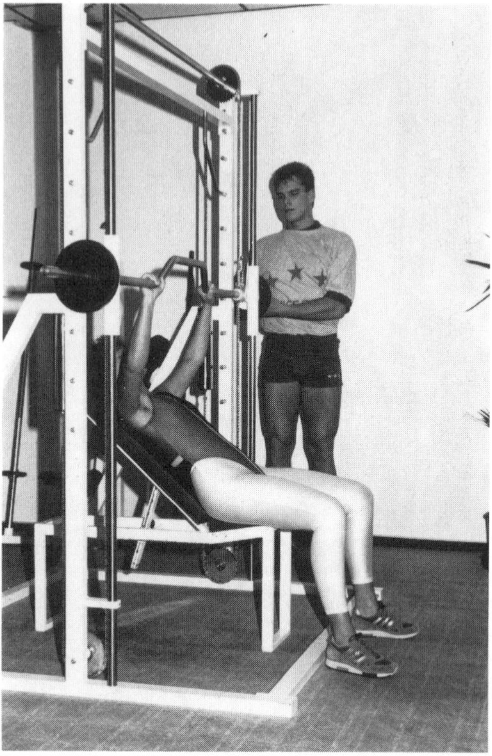

Abb. 74

Übung 11 (Abb. 75 + 76)

Fliegende Bewegungen (flyings) auf der Schrägbank, 45° (für die seitliche Brust).

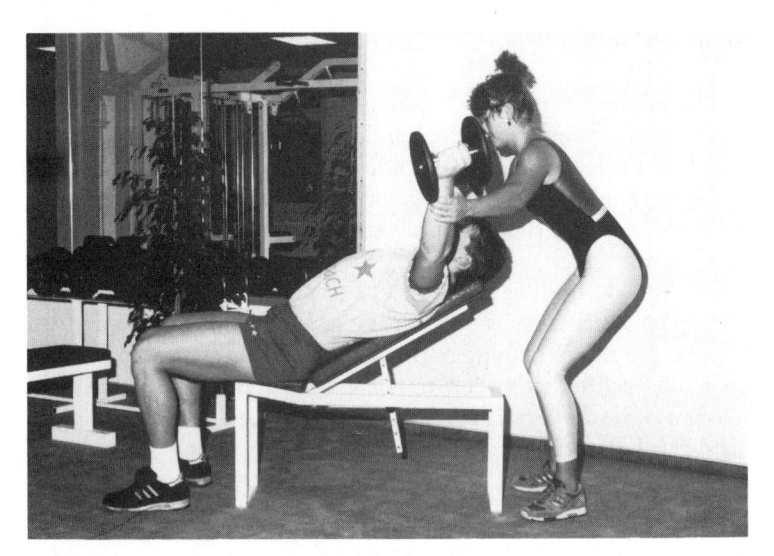

Abb. 75

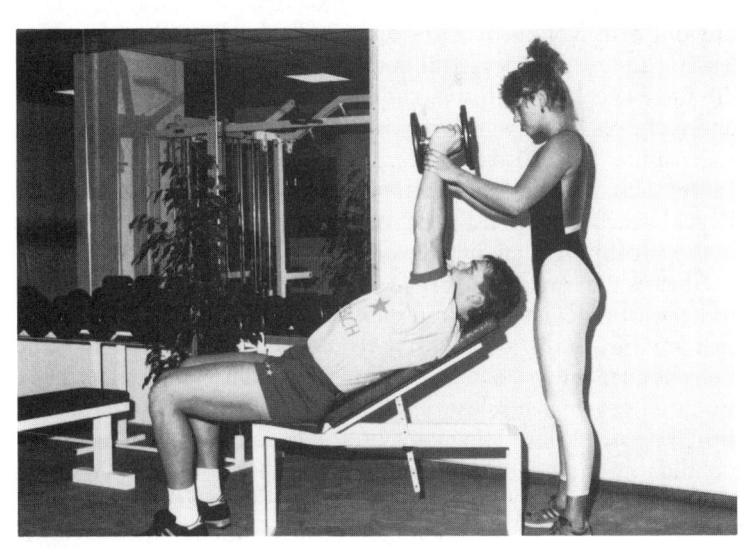

Abb. 76

Kann man mit Bodybuilding Geld verdienen?

Die meisten von Ihnen – wenn sie schon Bodybuilderin sind – sehen bei ihrem Sport wahrscheinlich eher die »inneren Belohnungen« und die Kunst des Bodybuildings und legen größeren Wert auf die Genugtuung, die ihnen dieser Sport verschafft, gleichgültig, welche äußerliche Bestätigung Wettkämpfe bieten mögen. Andere wenige betrachten Bodybuilding mehr unter sportlich-kämpferischem Aspekt und legen Wert auf den Wettstreit um Pokale.

Man ist daher versucht anzunehmen, Konkurrenz nütze nur den Frauen, die an Wettkämpfen teilnehmen, und hat für diejenigen, die ausschließlich für sich selbst trainieren, keine Bedeutung. In Wirklichkeit ist sie ein Gewinn für alle ernsthaften Bodybuilderinnen, ob sie ihren Fuß nun auf das Podium setzen, oder nicht. Wie das?

Konkurrenz und Konkurrenzen

Die meisten von uns befinden sich Tag für Tag in der einen oder anderen Konkurrenzsituation. Konkurrenz ist natürlich. Und obwohl man Konkurrenz gewöhnlich als das Bestreben definiert, jemand anderen bei der Erfüllung einer Aufgabe zu übertreffen, ist die Angelegenheit doch etwas komplexer, besonders bei Bodybuilderinnen. Es gibt zwei Arten von Konkurrenz. Die eine ist die sogenannte *interpersonelle Konkurrenz*. Wenn wir von »wettkampfmäßigen« Bodybuilderinnen sprechen, meinen wir in der Regel Frauen, die ihren Körper mit anderen Sportlerinnen messen, in der Hoffnung, den Sieg davonzutragen.

Aber es gibt noch eine Art von Konkurrenz, die wahrscheinlich weiter verbreitet ist als ihr interpersonelles Gegenstück. Es handelt sich um die *intrapersonelle Konkurrenz*. Dabei »konkurrieren« die Betreffenden mit sich selbst. Alle ernsthaften Bodybuilderinnen kämpfen gegen sich selbst, jede einfache Fitneßaktivität erfordert ein Über-sich-selbst-Hinauswachsen. Ob eine Bodybuilderin hinsichtlich ihrer persönlichen Trainingsziele herausragen will, ob sie sich bemüht, eine strenge, fettreduzierende Diät einzuhalten, oder ob sie ihrem Körper mehr Ausgewogenheit und Symmetrie verleihen will, sie befindet sich im Wettstreit, auch wenn sie nie an einem

Wettkampf teilnimmt. Sie kämpft intrapersonell, und zwar gegen ihre eigenen Erwartungen.

Einige von Ihnen mögen sich jetzt fragen, warum ich offensichtlich soviel Wert auf die Feststellung lege, daß es eigentlich Bodybuilderinnen, die nicht konkurrieren, gar nicht gibt. Aus zwei Gründen: Erstens fühlen sich viele Frauen in unserem Sport oft fehl am Platz, weil sie nicht an Konkurrenzen teilnehmen, oft auch nicht einmal im entferntesten daran denken. Ob sie kein Interesse an interpersoneller Konkurrenz haben oder ob sie dafür einfach noch nicht weit genug sind, es wird häufig als Makel angesehen, sich nicht zu Wettkämpfen zu melden. Diese Empfindung entsteht wohl oft aus dem Eindruck, eine Frau zu sein, die ihren Sport nur halbherzig betreibt, oder als eine solche angesehen zu werden.

Der zweite Grund, deutlich zu machen, daß alle seriösen Bodybuilderinnen Wettkämpferinnen sind, ist folgender: Wenn eine Bodybuilderin bewußt die Prinzipien der Konkurrenz in ihr Training einbaut, ob sie nun interpersonell oder intrapersonell kämpft, so hat das einige weitreichende Konsequenzen. Ganz allgemein werden sich ihre Bodybuilding-Karriere und ihr Leben sehr zum Besseren wenden. Hier sind vier Gründe, warum:

Fortschritt

Eine Bodybuilderin, die in sich die Wettkämpferin entdeckt, wird auch feststellen, daß sie durchaus die Voraussetzungen für einen Aufstieg in der Bodybuilding-Welt mitbringt. Sie macht nämlich folgenden Prozeß durch: 1. Ziele setzen; 2. Planen, wie sie diese Ziele erreicht; 3. Einsatz zum Erreichen der Ziele und 4. Leistungsbeurteilung.

Nehmen wir ein Beispiel, das auf viele Bodybuilderinnen zutrifft:

Angenommen, eine Frau hat ihr Augenmerk auf den Sieg bei einem bestimmten Bodybuilding-Wettkampf gerichtet, der in einigen Monaten stattfinden wird. Nachdem sie sich ihr Ziel gesetzt hat, muß sie Training und Ernährung so planen, daß sie mit größtmöglichen Siegeschancen antreten kann. Nach dem Wettkampf wird sie sich überlegen, falls sie gewonnen hat, was sie richtig gemacht hat und was noch besser werden könnte, oder, falls sie schlechter abgeschnitten hat als erwartet, was sie tun kann, um ihre Leistung beim nächsten Mal entscheidend zu verbessern. Aber – sie mag abschneiden wie sie will, dieser Prozeß von Zielsetzung, Planung, Bemühung und Beurteilung führt mit der Zeit auf jeden Fall zu kontinuierlicher Verbesserung.

Für Frauen, die »nur« intrapersonell konkurrieren, trifft weitgehend dasselbe zu. Anstatt sich auf einen Pokal oder auf das Preisgeld zu fixieren, haben sie die innerliche Genugtuung und das gesteigerte Selbstwertgefühl im Sinn, das sie empfinden, wenn sie ihre selbstgesteckten Ziele erreichen. Genau wie die Frau, die sich zum Wettkampf meldet, setzt die Frau sich ein, die »mit sich selbst« konkurriert, Ziele plant, handelt und wertet. Und auch sie wird in ihrem Sport mit Gewißheit vorankommen.

Zielstrebigkeit

Es leuchtet ein, daß man um so höher motiviert ist, eine Aufgabe gut zu erfüllen, je ernster man diese Aufgabe nimmt. Eine Bodybuilderin, die sich ganz klar als Wettkämpferin empfindet, wird deshalb ihr Training zielstrebiger gestalten.

Ich bin zum Beispiel mit einer aufstrebenden Bodybuilderin befreundet, die erst vor kurzem den Wert klar umrissener intrapersoneller Konkurrenz erkannt hat. Vor ihrem »Erwachen« hatte sie nur eine vage Vorstellung von dem gehabt, was sie im Training erreichen wollte. »Ich möchte nur gut sein«, sagte sie immer. »Ich will mich verbessern.«

Natürlich waren das richtige Ziele, aber unklar und vage. Sie konnte nicht genau sagen, was sie unter »gut« verstand oder welche Verbesserungen sie im einzelnen anstrebte. Kurz: Ihr Training hatte keine klar formulierte Zielsetzung.

Nach ein wenig Übung in der Bewußtmachung der »doppelten Konkurrenz« und in der Formulierung persönlicher Trainingsziele änderte sich das jedoch.

Timing

Der Versuch, zuviel zu schnell zu erreichen, ist ein Problem, mit dem jede Bodybuilderin einmal konfrontiert wird. Er äußert sich in den meisten Fällen in einer übertrainierten Verfassung, in der sich nicht nur die Muskeln der Frau zu langsam regenerieren, sondern sie sich auch innerlich ausgebrannt fühlt.

Konkurrenz (der Wettkampf) hilft einer Bodybuilderin, sich zeitlich so abzustimmen, daß sie nicht übertrainiert. Wenn sie die Konkurrenz klug wählt, das heißt, wenn sie realistische Maßstäbe bei vernünftigen Zeiträumen anlegt, muß sie ihr Training zeitlich sorgfältig abstimmen, wenn sie siegen will. Jedes andere Vorgehen wäre frustrierend und selbstzerstörerisch. Eine Bodybuilderin muß deshalb auch genau wissen, wie ihr Körper auf Training und Ernährung reagiert. Außerdem muß sie sich überlegen, wie schnell sie bestimmte Belohnungen, die der Sport bietet, erringen will, und sich zum Erreichen dieser Ziele ausreichend Zeit nehmen. Die Bodybuilderin muß auch lernen – meist geschieht das durch Versuch und Irrtum –, wie sie sich das »Instinktive Training« am besten zunutze macht. Um Erfolg zu haben, muß sie nicht nur ihre Möglichkeiten, sondern auch ihre Grenzen kennen – und dementsprechend trainieren.

Perspektiven

Ein weiterer Vorteil, der Bodybuilderinnen aus der Konkurrenz erwächst, ist die perspektivisch richtige Einordnung des Trainings. Es gibt zwar leider ein paar Frauen in unserem Sport, die verbissen trainieren und denen alles andere gleichgültig ist, aber eine Frau, die weiß, worauf es bei erfolgreicher Konkurrenz ankommt, wird einen solchen wirklich entscheidenden, persönlichkeitsgefährdenden Fehler niemals begehen.

Konkurrenz, ob mit sich selbst oder mit anderen, verlangt zwar viel von jeder Frau, es muß aber nicht sein, daß ihr ganzes Leben davon dominiert wird (und es soll auch nicht so sein). Eine Bodybuilderin wird nach einiger Zeit bei Wettbewerben sogar noch erfolgreicher abschneiden, wenn sie ein ausgeglichenes Leben führt (vielleicht deshalb?) – ein Leben, in dem eine gesunde Mischung anderer Aufgaben auch noch Platz hat, wie Beruf, Weiterbildung, Hobbys und – die Familie.

Eine kluge Wettkämpferin steckt ihre Ziele und trainiert sehr hart, um sie zu erreichen. Aber sie betrachtet Bodybuilding nicht als das einzige in der Welt, für das es sich zu leben lohnt. Statt dessen gewinnt sie aus dem Genuß der anderen Annehmlichkeiten des Lebens neue Entschlossenheit und Energie und andere Perspektiven.

Bodybuilding kann sich wirklich »lohnen«. Ich bin davon überzeugt, daß jede erfahrene Bodybuilderin – auch wenn sie noch keinen wichtigen Titel errungen hat – nicht nur durch die persönliche Befriedigung, die dieser Sport ihr bringt, sondern auch in finanzieller Hinsicht gut davon leben kann. Wenn Sie beginnen, mit Bodybuilding Geld zu verdienen, halte ich es für ratsam, möglichst *vielseitig* zu operieren und folgende Gesichtspunkte zu bedenken:

Zeiteinteilung

Manchmal sind die Tage einfach nicht lang genug, alles zu erledigen. Besonders, wenn man neben dem Training noch die Geschirrspülmaschine bedienen, eine Geburtstagskarte schreiben und die Eltern anrufen möchte, um ihnen mitzuteilen, daß man noch am Leben und gesund ist. All diese Dinge brauchen Zeit. Je besser Sie *Ihre Zeit einteilen*, desto besser bewältigen Sie Ihren Alltag.

Perfektion

Nicht immer werden Sie alles erreichen, was Sie wollen, aber da nur Sie mit den Konsequenzen Ihrer Entscheidungen und Handlungen leben müssen, sollten Sie sich um Perfektion bemühen, und zwar bei allem, was Sie angehen. Rückblickend ist es immer leicht zu sagen, man hätte dieses oder jenes anders machen sollen, aber die wahre Herausforderung liegt darin, daß viele Menschen Angst haben, sich festzulegen, Entscheidungen zu treffen oder ein Versprechen abzugeben. Was sind die Gründe dafür? Angst vor dem Versagen? Angst vor Erfolg? Angst vor der aufzuwendenden Zeit? Da es wohl niemanden gibt, der gegen diese Dinge gefeit ist, kann es nur darum gehen, sich mit sich selbst, mit der Aufgabe immer wieder auseinanderzusetzen und die Energien, die aus diesem Prozeß entstehen, positiv zu nutzen. Anders werden Sie nicht gewinnen – und nichts verdienen.

Eine hochklassige professionelle Bodybuilderin hat durch ihren

Sport mehrere potentielle Einkommensquellen. Sie kann ihr Geld mit Präsentationen, Seminaren, Wettkampfpreisen, persönlichem Training, persönlichen Auftritten (zum Beispiel bei Studioeröffnungen), Produktwerbung etc. verdienen. Man braucht keinen Miß Olympia-Titel, um vom Bodybuilding leben zu können.

Eine gut informierte Bodybuilderin, die auch sprachlich-rhetorisch gewandt ist, kann mit Trainingsanleitung, Beratung, Konsultationen und Seminaren Geld verdienen.

Ich halte Vorträge in Studios und Clubs, in denen es durchaus nicht nur um Themen der Trainingsmethodik usw. geht, sondern auch – und zunehmend – um Fragen der Ernährung, der Sportphysiologie und -psychologie u. a. m., Themen also, die den ganzen Fitneßbereich abdecken.

Wichtig ist, daß man Sie einlädt, das heißt, Sie müssen zunächst einmal das Interesse wecken und Ihre Ansprechpartner in den verschiedenen Institutionen finden. Wenn Sie gut sind, interessant vermitteln usw., wird sich das schnell herumsprechen. Bieten Sie auch ruhig, sozusagen zum »Einstand«, Vorträge ohne Honorar an, um den Interessenten Gelegenheit zu geben, Ihren »Wert« zu testen. Das kann sich dann, abgesehen von den neuen Kontakten, später durchaus in einem vernünftigen Preis niederschlagen.

Bedrängen Sie niemanden, wenn Sie sich selbst oder Ihren Sport »verkaufen« wollen. Seien Sie seriös (Sie verkaufen auch Seriöses) und informativ. Je besser Sie informiert sind, je breiter das Themengebiet ist oder wird, desto mehr Angebote werden Sie erhalten. Es besteht großer Bedarf an wirklich qualifizierten Fitneßinstruktoren, besonders Frauen. Ein ansprechendes persönliches Äußeres und Auftreten können natürlich nur nützlich sein, aber was wirklich zählt, sind Ihre Kenntnisse und Ihre Fähigkeit, sie zu vermitteln.

Gesundheits-Center, Fitneß-Center und sogar einige Studios benötigen dringend erfahrene, geschulte Mitarbeiter. Rege Nachfrage gibt es auch nach Trainingsexperten, die Übungsleiter ausbilden können. Überall, wo ich hinkomme, stelle ich immer wieder fest, daß die Leute einfach nicht wissen, wie man korrekt trainiert. Ich bin fest davon überzeugt, daß erfahrene Bodybuilderinnen auf diesem Gebiet gut verdienen können.

Ich persönlich bin bei Einladungen als *Gastposer*, die ich akzeptiere, sehr wählerisch und mache kein Geheimnis daraus, daß ich mich nicht besonders gerne in dieser Rolle sehe. Das hat den einfachen Grund, daß ich in den paar Minuten, die ich auf der Bühne stehe, keinen persönlichen Kontakt herstellen kann wie zu den Menschen, die zu meinen Seminaren kommen, die mit mir sprechen, mich ausfragen und mit mir diskutieren. Ich brauche diesen engen Kontakt, das Gespräch, die Auseinandersetzung mit den Besuchern eines Seminars, im Rahmen dessen ich dann natürlich auch posiere.

Mir genügt es aber schon lange nicht mehr, meinen Körper vorzuführen. Ich möchte auf verschiedene Weise vermitteln, was Bodybuilding bedeutet, und so bei meinen Zuhörern die Lust an diesem Sport wecken, ihnen ihre Ängste nehmen, ihre Vorurteile, aber auch die Illusionen und falschen Hoffnungen.

Viele Menschen haben ein unklares Interesse an Bodybuilding und Fitneß (»irgendwas mit Gesundheit, Muskeln oder so«) – genauso abstrakt oder verschwommen wie ihr Verständnis von Liebe. Jeder möchte gern fit und verliebt sein, aber die meisten wissen überhaupt nicht, was sie dafür tun können – und müssen.

Natürlich können Sie Ihren Klienten das Training nicht abnehmen, aber Sie können ihnen verraten, wie sie am besten optimale Resultate erzielen.

Der positive Einfluß auf andere Menschen ist eine der schönsten Erfahrungen, die man überhaupt machen kann. Es tut gut zu wissen, daß man das Leben von Menschen dahingehend verändern hilft, daß sie mit sich zufrieden sind und sich wohl fühlen. Es ist schön, in unserer oft so häßlichen, schmutzigen, gewalttätigen Welt einen positiven Beitrag leisten zu können. Lassen Sie also in Ihre Kurse Ihre Freude und Ihr positives Wollen einfließen. So werden nicht nur die Ratsuchenden, die zu Ihnen kommen, zufrieden sein, sondern auch Sie werden davon profitieren, und das nicht nur mit einem Honorar. Obwohl es auch mir, wie jedem professionellen Bodybuilder, ums Geldverdienen gehen muß, ist es diese persönliche Befriedigung, auf die es mir ganz besonders ankommt.

Im Grunde will ich Ihnen sagen, daß ich den Bodybuilding-Sport sehr liebe, und diese Liebe möchte ich weitergeben, um ein ebensolches Interesse und eine genauso starke Zuneigung beim anderen zu wecken.

Fit mit aerobischem Training

Was haben Gewichte darin zu suchen?

Irgendwann in grauer Vorzeit kam man zu dem Schluß, Gefühle gingen vom Herzen und Rationalität vom Gehirn aus. Wenn man sich überlegt, wie stark emotionale Reaktionen wie Liebe, Furcht und Ärger Herz und Kreislauf beeinflussen, kann man verstehen, wie es zu dieser Ansicht kam.

Ich habe den Eindruck, einige Wissenschaftler unserer Zeit sind das Opfer ihrer Emotionen, wenn es um die Beschreibung der Auswirkungen von Gewichtstraining auf das Herz geht – sie lassen ihren Verstand vom Herzen regieren. Da es für meine Vermutung keinen endgültigen wissenschaftlichen Beweis gibt, bekenne ich mich desselben Vergehens für schuldig. Ich glaube nämlich felsenfest, daß schweres Gewichtstraining für das Herz gut sein kann.

Ich kann es den Trainingsphysiologen auch nicht übelnehmen, wenn sie meinen, schweres Gewichttraining sei schlecht für das Herz. Einige gewichtige Faktoren scheinen diese Hypothese auch zu stützen. Große, massige Muskeln benötigen beispielsweise mehr Blut zu ihrer Versorgung als kleinere, so auch ein stärkeres (auch größeres) Herz. Aber das Thema ist wesentlich komplexer und komplizierter.

Um alle Faktoren im Zusammenhang von Herz-Kreislauf und Gewichtstraining abwägen zu können, ist es gut, etwas über die Funktionsweise des Herzens zu wissen, wie es auf hohe Trainingsbelastungen reagiert, auf mangelnde Bewegung, auf andauernde Höchstbelastung. Und man sollte genau beobachten, wie man sich bei den verschiedenen Trainingsformen fühlt und reagiert. Wenn Sie schon seit Jahren Sport treiben oder vielleicht auch schon seit einiger Zeit Gewichtheben, kennen Sie das Gefühl bei einer Reihe von schweren Sätzen. Sie wissen, was es heißt, einen schweren Satz Kniebeugen mit fünf Wiederholungen zu machen (und daß es oft einige Minuten dauert, bis sich der Puls wieder normalisiert hat). Viele von Ihnen wissen vermutlich auch, was es heißt, zwei oder drei Kilometer zu laufen, und um wieviel leichter das Laufen bei niedrigerem Körpergewicht ist.

Stellen Sie sich das Herz als eine Pumpe aus Muskelgewebe vor und die Blutgefäße als Rohrleitungen für den Blutfluß. Bei teilweiser Blockierung der Leitungen muß das Herz kräftiger pumpen, um dieselbe Menge Blut zu befördern. Das tut es, indem es 1. schneller pumpt, 2. sich erweitert, um bei jedem Schlag mehr Blut ausstoßen zu können, und 3. im Herzmuskel (das passiert auch in den anderen beanspruchten Muskeln des Körpers) neue Blutgefäße bildet.

Jede Beanspruchung erhöht natürlich den Druck im Kreislauf, den Blutdruck. Erhöhter Blutdruck ist harmlos, solange er nur während des Trainings auftritt. In gewissem Sinne ist er sogar ein wichtiger Anreiz für die Stärkung des Herzens (so ähnlich wie bei skelettalen Muskeln, die durch die Belastung mit Gewichten zum Wachstum angeregt werden).

Jeder Sportler weiß, was es heißt, das Herz zu belasten – den Körper bis an die Grenze absoluter Erschöpfung zu treiben. Bei solcher Belastung muß der Herzmuskel stärker pumpen. Das Herz muß stärker werden, und das wird es, indem es sich vergrößert.

Die Anpassung des Herzens an Belastung wirkt sich folgendermaßen aus:

- Das Herz kann über längere Zeit kräftiger schlagen.
- Pro Herzschlag und pro Zeiteinheit stößt das Herz ein größeres Blutvolumen aus.
- Nach dem Training erholt sich das Herz schneller.
- Während des Trainings stößt das Herz mehr Blut aus und verbessert so die Blutversorgung der beanspruchten Muskeln beträchtlich.
- Niedrigere Herztätigkeit im Ruhezustand.

Jetzt kommt es darauf an herauszufinden, wie weit man den Körper belasten kann und muß, um diese effektive Beschleunigung der Herztätigkeit zu erreichen, und welche Belastungsarten sich dazu eignen. Jede Trainingsform, mit der man dieses Resultat erreicht, muß als ausgezeichnetes Herz-Kreislauftraining betrachtet werden, sei es Langstreckenlauf, Jogging, Radfahren, Schwimmen oder, jawohl, Gewichtstraining.

Ich möchte es einmal ganz klar sagen: Wenn man seine Herztätigkeit mehrere Minuten lang auf mindestens 60 Prozent der Maximalleistung beschleunigen kann, ist die Belastung hoch genug, eine Anpassungsreaktion des Herzmuskels hervorzurufen. Mit vielen Formen des Gewichtstrainings ist das möglich, und sie sind deshalb ausgezeichnete Übungen für Herz und Kreislauf.

Es liegen Ergebnisse vor, daß Techniken des Gewichtstrainings wie Zirkeltraining, Intervalltraining und Parcourstraining ideal dazu geeignet sind, sowohl das Herz als auch die skelettalen Muskeln jener Belastung auszusetzen, die eine Anpassung bewirkt. Aber es gibt erstaunlich wenige fundierte Aussagen hinsichtlich der langfristigen Auswirkungen intensiven Krafttrainings mit schweren Gewichten auf die Funktionen von Herz und Kreislauf.

Beim Kraftdreikampf, Gewichtheben und teilweise beim Bodybuilding werden schwere Gewichte in wenigen Wiederholungen gehoben. Viele Athleten trainieren jahrzehntelang Jahr für Jahr auf diese Weise. Diese auch als anaerob bezeichneten Sportarten scheinen mit keinen wesentlichen aerobischen Wirkungen in Zusammenhang zu stehen. Ich meine jedoch, daß es in der Praxis kein rein anaerobisches oder rein aerobisches Training gibt; sogar beim einmaligen Heben eines Gewichts unter maximaler Anstrengung finden Herz-Kreislaufreaktionen statt. Der Puls wird schneller, der Blutdruck steigt, man atmet schneller, und es dauert mindestens einige Sekunden, bis der gesteigerte Sauerstoffbedarf gedeckt ist. Bei schweren Kniebeugen in Sätzen von fünf Wiederholungen kann es zehn bis zwölf Minuten dauern, bis sich der Puls wieder einigermaßen normalisiert hat.

Um es noch einmal zu betonen: Wenngleich niemand bestreiten wird, daß die eine Sportart (sagen wir: Laufen) überwiegend aerobisch ist, die andere (zum Beispiel Bodybuilding) anaerobisch, so meine ich doch, daß *jede* intensive sportliche Betätigung beide Aspekte und die damit verbundenen Vorgänge beinhaltet.

Nach langjährigen Erfahrungen im Bodybuilding kann ich nicht sagen, daß das Training meinem Kreislauf und meinem Herzen geschadet hätte.

Wünschenswert wäre es, über wissenschaftliche Langzeitstudien zu genaueren, verallgemeinerbaren Aussagen zu kommen. Das steht bisher aus.

Auf jeden Fall aber würde ich Ihnen als fitneßorientierter Frau jedoch immer eine Kombination von Kraftsport (anaerob dominiert) und von Ausdauersport (aerob dominiert) empfehlen. So werden Sie den unterschiedlichen Bedürfnissen Ihres Körpers mit Sicherheit vollkommen gerecht.

Sie brauchen Kraft

Aerobisches Training wird für Frauen und für immer mehr Männer zu einer der beliebtesten Arten körperlicher Aktivität. Es ist eine gute Möglichkeit, sich in Form zu bringen, und hat viele Vorzüge. Aerobisches Training läßt das Herz wirtschaftlicher arbeiten, der Puls im Ruhezustand sinkt, der Körper wird leistungsfähiger, Körperfett wird abgebaut, Selbstvertrauen und Selbstwertgefühl werden gestärkt, und man baut Spannungen und Nervosität ab.

Aber genügen diese und andere physiologische Veränderungen, um vollkommen fit zu werden und zugleich den Körper zu entwickeln, den Sie haben wollen?

Nein, nur bei zusätzlichem Krafttraining. Warum? Weil man mit aerobischem Training nur einige der notwendigen körperlichen Qualitäten entwickelt und pflegt. Zu umfassender Fitneß gehören u. a. Kraft, Ausdauer, Elastizität, Beweglichkeit, Bewegungskoordination, Schnelligkeit, Geschicklichkeit *und* ein starkes Herz-Kreislaufsystem. Mit aerobischem Training kräftigt man Herz und Kreislauf und erzielt bis zu einem gewissen Grad auch Muskeln. Man entwickelt jedoch keine Kraft (außer ganz zu Anfang in geringem Maß), und auf Kraft kommt es vor allem an.

Kraft ist die Grundlage aller körperlichen Aktivitäten. Wenn Sie regelmäßig Aerobic-Dance betreiben und über wenig oder gar keine Kraft verfügen, ist es, als würden Sie ein Haus auf einem schwachen Fundament errichten. Sobald größere Belastungen eintreten, beginnt das Fundament zu bröckeln und bricht schließlich zusammen.

Kraft ist Bestandteil aller körperlichen Qualitäten, die umfassende Fitneß ausmachen. Ohne eine gewisse Kraft kann man zum Beispiel keine bleibenden Muskeln entwickeln. Je größer die Kraft, desto größer (bis zu einem gewissen Punkt) die Ausdauer. Beweglichkeit, die Fähigkeit, Richtungsänderungen vorzunehmen, während der Körper in Bewegung ist, setzt sich aus Kraft, Elastizität und Koordination zusammen. Sobald Elastizität und Koordination entwickelt sind, ist die Beweglichkeit allerdings nur mit zusätzlicher Kraft zu verbessern. Elastizität, die Fähigkeit, Bewegungsabläufe vollständig durchzuführen, setzt die Streckung von Muskeln, Sehnen und manchmal Bändern voraus. Diese wiederum schafft »lockere« Gelenke, die in den meisten Fällen auch schwach sind. Nur Kraft in Verbindung mit Elastizität garantiert feste, starke Gelenke.

Mangel an Kraft kann darüber hinaus zu Verletzungen führen. Subjektiv gesehen haben solche Verletzungen vielerlei Ursachen. »Ich habe mich nicht gründlich genug aufgewärmt«, oder »Ich habe vorher keine Streckübungen gemacht«, oder auch »Ich habe gemerkt, daß ich erschöpft war, habe mich aber gezwungen, weiterzumachen«, sind oft angeführte Gründe für Verletzungen.

Die wichtigste Verletzungsursache ist aber wahrscheinlich der Mangel an Kraft. Aus Kraftmangel verletzen sich viele Menschen bei aerobischem Training, sogar die Übungsleiter, bei denen man ja im allgemeinen körperliche Fitneß voraussetzt. Sehen wir uns zum Beispiel Aerobic-Dance genauer an, so wird deutlich, daß die körperliche Aktivität größtenteils leicht und andauernd ist. Aus diesem Grund kann es kaum zu Muskelentwicklung und Körperformung kommen. Die geringfügige Körperformung durch Aerobic-Dance beruht vorwiegend auf dem Abbau von Fett.

Die meisten Übungen und Bewegungen betreffen außerdem nur den Unterkörper. Der Oberkörper wird nur sehr wenig beansprucht. Die Unterkörperaktivitäten bestehen hauptsächlich aus Geh-, Lauf- und Sprungbewegungen, die die Beine stark belasten. Deshalb treten so viele Beinverletzungen auf, besonders wenn nichts getan wurde, um in ihnen Kraft zu entwickeln.

Die Unterkörperbewegungen stehen in direktem Kontrast zu

den Bewegungen des Oberkörpers. Fast alle Übungen enthalten zwar auch Armbewegungen, allerdings nicht gegen Widerstände (deshalb wenig oder kein Kraftzuwachs). Folglich findet auch nur eine geringfügige Entwicklung und Formung des Oberkörpers statt.

Wie kann man dieser Situation abhelfen? Indem man zusätzliche Übungen zur Entwicklung von Kraft in Unter- und Oberkörper in sein Trainingsprogramm einbaut.

Wenn Sie sich entschließen, Ihr Fitneßprogramm in erster Linie mit aerobischen Aktivitäten zu bestreiten, also kein Bodybuilding im eigentlichen Sinn zu betreiben, so seien Ihnen die nachfolgenden zehn Grundübungen zur Kraftentwicklung empfohlen. Legen Sie diese Übungen an den Anfang Ihres Trainings, wenn Sie noch frisch sind. Beginnen Sie mit einem Satz und neun Wiederholungen von jeder Übung und fügen Sie jede Woche eine Wiederholung hinzu, bis Sie bei zwölf angekommen sind. Machen Sie dann zwei Sätze von jeder Übung und arbeiten Sie sich wieder auf zwölf Wiederholungen hoch. Wenn Sie bei drei Sätzen angelangt sind, erhöhen Sie das Gewicht und beginnen von vorn (wie beschrieben).

1. Kniebeugen

Sie stellen sich mit den Füßen in Hüftbreite auseinander aufrecht hin. Die Kurzhanteln halten Sie an frei herabhängenden Armen. Dann gehen Sie in eine tiefe Kniebeuge, wobei der Körperschwerpunkt über der Mitte der Füße liegt. Das ist wichtig für die Entlastung der Knie und die Elastizität der Fußgelenke (Streckung der Achillessehne). Der Rücken bleibt gestreckt, und der Oberkörper ist leicht vornübergebeugt, um das Gleichgewicht zu halten. Richten Sie sich auf und wiederholen Sie die Bewegung.

2. Wadenheben

Dieselbe Ausgangsposition wie unter 1. Erheben Sie sich so hoch wie möglich auf die Zehenspitzen. Dann gehen Sie in die Ausgangsposition zurück und wiederholen die Bewegung. Um den Bewegungsablauf zu verlängern, stellen Sie sich mit den Fußballen auf ein fünf bis zehn Zentimeter dickes Brett. (Übung 1 und 2 kann man auch mit einer Langhantel auf den Schultern ausführen.)

3. Frontales Armheben

Sie stellen sich, in jeder Hand eine Kurzhantel, mit schulterbreit gespreizten Beinen aufrecht hin. Die Arme hängen gerade herab. Jetzt heben Sie die gestreckten Arme vor dem Körper bis auf Schulterhöhe oder noch höher an. Gehen Sie in die Ausgangsposition zurück und wiederholen Sie.

4. Seitheben

Dieselbe Ausgangsposition wie unter 3. Heben Sie die Arme seitlich über Schulterhöhe an. Gehen Sie in die Ausgangsposition zurück und wiederholen Sie.

5. Rückwärtszüge vorgebeugt

Sie nehmen einen schulterweiten Stand ein. Dann beugen Sie sich bei leicht gebeugten Knien in der Hüfte vor, bis sich die Schultern unterhalb der Hüfthöhe befinden. Die Arme hängen gerade herab, und die Kurzhanteln halten Sie mit den Handrücken nach außen. Jetzt heben Sie die Kurzhanteln mit gestreckten Armen so weit wie möglich nach hinten und oben an. Senken Sie die Kurzhanteln kontrolliert in die Ausgangsposition und wiederholen Sie.

6. Überkopfdrücken

Sie stellen sich mit etwas über Schulterbreite gespreizten Beinen aufrecht hin. Die Kurzhanteln halten Sie an den Schultern. Ellbogen zeigen seitlich nach außen. Jetzt heben Sie die Kurzhanteln abwechselnd oder gleichzeitig so hoch wie möglich an. Nehmen Sie die Ausgangsposition wieder ein und wiederholen Sie. (Bei abwechselnder Ausführung machen Sie zusätzliche Seitbeugen, wenn auch nicht über den ganzen Bewegungsablauf.)

7. Kurzhantel-Bankdrücken

Sie legen sich rücklings auf eine Trainingsbank, Füße seitlich auf dem Boden. Halten Sie die Kurzhanteln so, daß die Griffe parallel zu den Schultern verlaufen. Jetzt drücken Sie die Kurzhanteln nach oben, bis die Arme gestreckt sind. Mit den Armen abwechselnd ausgeführt ist die Übung am wirksamsten, weil der Bewegungsablauf länger ist. Ausgangsposition einnehmen und wiederholen.

8. Seitheben vorgebeugt

Sie beugen sich in der Hüfte vor, bis der Oberkörper parallel zum Boden ist. Der Rücken bleibt gerade, die Knie sind leicht gebeugt, und die Füße stehen schulterweit auseinander. Die Kurzhanteln halten Sie an gerade herabhängenden Armen. Knöchel nach außen. Jetzt heben Sie die Kurzhanteln mit gestreckten Armen seitlich so hoch wie möglich an. Die Kurzhanteln in die Ausgangsposition senken und wiederholen. Man kann diese Übung auch bäuchlings auf einer Trainingsbank liegend ausführen.

9. Trizepsdrücken

Sie stellen sich mit schulterweit gespreizten Beinen aufrecht hin. Halten Sie mit beiden Händen und nach außen gerichteten Ellbogen eine Kurzhantel hinter dem Kopf. Strecken Sie jetzt bei gleichbleibender Ellbogenstellung die Arme. Kurzhanteln kontrolliert in die Ausgangsposition senken und wiederholen.

10. Kurzhantel-Bizepscurl

Gleicher Stand wie unter 9. Die Kurzhanteln halten Sie an gerade herabhängenden Armen. Knöchel nach außen. Jetzt heben Sie die Kurzhanteln unter Beugung der Ellbogen an. Ausgangsposition einnehmen und wiederholen.

Mit den Übungen 3 bis 10 erzielen Sie eine ausgezeichnete Gesamtentwicklung von Brust, oberem Rücken, Schultern und Armen. Sie sind ein wertvoller Beitrag zu Ihrem Fitneß-Programm. Die Entwicklung der Muskeln in diesen Bereichen verleiht Ihnen einen wohlgeformten Oberkörper als Ergänzung zur Unterkörperbelastung Ihres aerobischen Trainings. Die Übungen 1 und 2 beugen den typischen Aerobic-Verletzungen vor. Wenn Ihr aerobisches Trainingsprogramm keine Übungen für die Körper-Mittelpartie enthält, sollten Sie verschiedene Zusatzübungen einbauen: Beinheben nach hinten für die Gesäßmuskeln und die oberen hinteren Oberschenkel, Sit-ups, Sit-ups umgekehrt und Oberkörperdrehungen für die Bauchmuskeln und die Seiten sollten auf jeden Fall dazugehören. (siehe Seite 76 ff.)

Aerobic

Laut Umfrage eines Magazins sind Aerobic und Bodybuilding die beliebtesten Fitneßtrainingsformen dieses Jahrzehnts. Bodybuilder wissen bereits seit längerem, daß die richtige Kombination beider Sportarten umfassende Fitneß, ein aktives Leben und Meisterschaften und Siege bedeuten. Und diese richtige Kombination zu finden, ist gar nicht so schwer und unvereinbar, wie es zunächst scheint.

Wie Sie Ihren Körper mit Gewichtstraining verändern und entwickeln können, wissen Sie bereits. Leider gibt es bis heute keine Informationsquellen über wirklich sicheres, effektives Aerobic-Training. Vielleicht können Ihnen die folgenden Ausführungen da etwas weiterhelfen.

Die Aerobic-Welle

Sie kennen Jane Fonda und ihre Aerobic-Aktivitäten, Sie kennen Aerobic aus dem Fernsehen, aus Fitneß-Centern und möglicherweise aus der Schule.

Bestimmt haben Sie auch die Modewelle (Kleidung) mitgekriegt, die gleichzeitig mit der Bewegung an unsere Ufer (und in unsere Geldbörsen) schwappte.

Aerobic ist sehr beliebt, keine Frage, und hat das Jogging (die Trainingsform der siebziger Jahre) in der Gunst der Öffentlichkeit überflügelt.

Trotz der großen Beliebtheit, besonders bei Frauen, wird Aerobic oft mißverstanden.

»Aerobic-Dance ist deshalb so populär, weil viele Menschen nicht laufen wollen und lieber auf diese Weise aerobisch trainieren«; »Aerobic ist äußerst beliebt, kann aber auch extrem gefährlich werden.« Solche und ähnliche Sätze werden immer mal wieder laut. Mir ist zwar kein Fall bekannt, daß jemand bei einem Aerobic-Kurs zusammengebrochen und gestorben wäre, aber wie jede andere Trainingsform ist Aerobic ein körperliches Training, das Herz und Lunge beansprucht, und für Menschen mit latenten Herz-Kreislaufschäden kann die Intensität eines solchen Trainings ernste Probleme aufwerfen; ebenso ein unvorbereitetes und unvernünftiges, extremes Üben.

Voraussetzungen für ein Aerobic-Training

- Geeignete Räumlichkeiten mit ausreichender Belüftung.
- In Trainingsphysiologie geschulte Übungsleiter.
- Ausreichendes Aufwärmen und Abkühlen.
- Richtiges Tempo und richtige Aufstellung.
- Richtige Kleidung.
- In erster Hilfe geschulte Übungsleiter mit Schwerpunkt auf Wiederbelebung von Herz und Atmung.

Ich möchte besonders die Bedeutung luftdurchlässiger Kleidung betonen, in der der Körper durch die Verdunstung von Schweiß ausreichend abkühlen kann. Zu empfehlen sind leichte Baumwollgewebe anstatt Gummi-, Polyester- oder Nylonanzügen, in denen der Schweiß nicht verdunsten kann. Ohne Verdunstung kann die Körpertemperatur durchaus in gefährliche, zumindest aber sehr unangenehme Höhen steigen.

Fachkundige Unterweisung in den oben genannten Punkten ist eine weitere wichtige Grundlage eines guten Trainings. Leider sind Aerobic-Lehrer oft nicht hinreichend qualifiziert, und im Aerobic-Anzug und Leg-Warmers gut auszusehen, reicht bei weitem nicht aus. Aerobic-Studios schießen wie Pilze aus dem Boden, deshalb ist es äußerst wichtig, sorgfältig auszuwählen. Hinsichtlich der Qualität der Kurse gibt es beträchtliche Unterschiede, und die Zahl der Kurse, die von unerfahrenen oder unqualifizierten Übungsleitern geführt werden, steigt proportional zur Zahl der Neueröffnungen.

Feinheiten, auf die Sie beim Aerobic achten sollten

Füße, Fußgelenke und Hüfte müssen sich in einer geraden Linie ohne Abweichungen nach innen oder außen bewegen; wenn man auf und ab springt, wird der Körper bei schlechter Haltung einfach zu stark belastet.

Arbeiten Sie besonders intensiv an der Kräftigung der Bauch- und der unteren Rückenmuskulatur. Wenn die Bauchmuskeln zum Beispiel schwach sind, verspannt sich der untere Rücken. Starke untere Bauchmuskeln heben das Becken an und strecken die Muskeln der unteren Rückenpartie. Mit starken Bauchmuskeln und Kraft im unteren Rücken nehmen die übrigen Körpermuskeln von selbst die richtige Position ein, und die Gefahr von Verletzungen bei Aerobic verringert sich.

Gewichtstraining ist die ideale Ergänzung zu Aerobic. Auch die Muskeln oberhalb und unterhalb der Gelenke werden auf diese Weise gekräftigt und die Verletzungsgefahr dadurch erheblich reduziert. Es ist wichtig, beim Training ständig die Herztätigkeit (Pulsfrequenz) zu überprüfen. Die Übungsleiter sollten darauf achten, daß die Trainingsintensität allgemein nicht zu hoch wird, weil zum Beispiel jeder Kursteilnehmer ja eine andere maximale Herzleistung hat.

Wie fit sind Sie in aerobischer Hinsicht?

Das kann man testen. Und zwar mit dem sogenannten Sauerstofftest. Dazu wird die Testperson auf ein Ergometer gebeten und muß bis zur Leistungsgrenze radeln. Dabei wird der Sauerstoffverbrauch pro Minute gemessen. Wenn man den ermittelten Wert zum Körpergewicht in eine bestimmte Relation setzt, erhält man schnell klare Daten über den aktuellen Grad Ihrer Fitneß.

Worauf man vor der Anmeldung zu einem Aerobic-Kurs achten sollte

Räumlichkeiten: Ist der Übungsraum groß genug, daß man sich frei bewegen kann, ohne seine Nachbarn zu stoßen oder zu treten?

Belüftung: Idealerweise, obwohl nicht immer praktisch, sollte der Trainingsraum mit Be- und Entlüftung ausgestattet sein. Irrtümlicherweise glauben viele Menschen, es müsse heiß sein, damit sie ordentlich ins Schwitzen kommen. Außerdem steigt Ihr Puls bei höherer Raumtemperatur stärker an, so daß Sie möglicherweise Ihren angestrebten Puls aufgrund der Temperatur erreichen und nicht durch Ihre Trainingsintensität.

Qualifikation der Übungsleiter: Versuchen Sie herauszufinden, welche Qualifikation die Übungsleiter vorweisen können. Verstehen sie etwas von Trainingsphysiologie? Sind sie in Herzmassage und künstlicher Beatmung geschult? Haben Sie eine Prüfungsurkunde einer vertrauenswürdigen Organisation? Wie lange und wo haben sie schon Aerobic-Kurse geleitet?

Gegenwärtiger Gesundheitszustand: Ab 35 Jahren sollte man sich unbedingt gründlich vom Arzt untersuchen lassen, bevor man irgendeine Form sportlichen Trainings aufnimmt! Dadurch beugen Sie möglichen körperlichen »Überraschungen« am sichersten vor. Latente Beschwerden treten oft alle auf einmal zutage. Wenn Sie unter irgendwelchen Herz-Kreislaufbeschwerden leiden (auch wenn Sie noch nichts davon wissen), kann die Belastung des Kreislaufs schnell zu einem Herzanfall oder anderen ernsteren Störungen führen. Ein Anfall muß nicht unbedingt beim Training selbst eintreten. Es kann Sie auch treffen, wenn Sie gerade die Garage aufräumen.

Erwartungen: Die meisten Menschen, die sich zu einem Aerobic-Kurs anmelden, wollen abnehmen. Sie sollten nicht zuviel zu schnell und nicht möglichst alles auf einmal erwarten. Eine Stunde Aerobic verbraucht zum Beispiel 300 bis 500 Kalorien – das entspricht etwa einem Stück Apfelkuchen und einer Portion Eiscreme. Ein Pfund Fett hat circa 3500 Kalorien. Um ein Pfund Fett pro Woche abzubauen, muß man täglich 500 Kalorien mehr verbrennen, als man zu sich nimmt. Pro Woche kann man effektiv höchstens ein bis zwei Pfund Fett abbauen. Gewichtsverlust darüber hinaus beruht auf dem Verlust von Muskelgewebe (!) und Wasser.

Sonstiges: Ein Übungsleiter, der seine Kursteilnehmer motivieren kann und der etwas von Musik versteht, wird jedes Aerobic-Training erheblich bereichern. Niemand trainiert gerne mit Langweilern, bei denen man spürt, daß sie nur ihre Arbeit tun. Wählen Sie einen Kurs mit heiteren, enthusiastischen, unterhaltsamen Übungsleitern, halt jemandem, mit dem Sie einfach gern einen Teil Ihrer Freizeit verbringen. Genauso schlimm wie ein langweiliger Übungsleiter ist es, bei jedem Training nach derselben Musik zu springen; beides wird Sie schnell das Interesse verlieren lassen.

Wie man Verletzungen vermeidet

Aerobic wird bei bereits aktiven Bodybuildern immer beliebter, die Fett abbauen oder Herz und Kreislauf in Schwung bringen wollen. Eine halbe oder eine Stunde Aerobic erscheint einer an hartes

Training gewöhnten Bodybuilderin wahrscheinlich leicht, aber Aerobic-Übungen setzen den Körper einer völlig eigenen, anderen Belastung aus, und deshalb ist es auch für eine trainierte Frau immer sinnvoll, Maßnahmen gegen Verletzungen zu treffen.

Teilnehmerzahl: Die Teilnehmerzahl ist ein sehr wichtiger Faktor. Die Kurse sollten auf höchstens 25 Teilnehmer beschränkt sein. In einem Raum voller Menschen kann man nicht vernünftig trainieren; man stößt höchstens andauernd mit seinen Nachbarn zusammen, was zu Verletzungen führen kann und oft auch führt.

Schuhwerk: Richtige Schuhe fangen die Erschütterungen der Aerobic-Schritte ab, die Fußgelenke, Knie und Hüfte stark belasten. Man kann durchaus gute Laufschuhe anziehen, aber viele Teilnehmer bevorzugen Schuhe, die die Fußgelenke seitlich besser abstützen, wie zum Beispiel Basketballschuhe. Am besten ist es, Sie lassen sich in einem Fachgeschäft beraten.

Aufwärmen: Wenn Sie sich vor dem Training nicht gründlich aufwärmen, riskieren Sie eine Überbelastung von Muskeln, Sehnen und Gelenken. Ein gutes Aerobic-Training beginnt *immer* mit gründlichem Aufwärmen.

Sie können sich mit einigen einfachen Aufwärmübungen selbst auf das Training vorbereiten, zum Beispiel mit ein paar Minuten auf dem Ergometer oder durch schnelles Gehen. Wenn Sie vor dem Training Streckübungen machen, bedenken Sie, daß die kalten Muskeln weniger elastisch sind. Passen Sie also auf, daß Sie sich nicht überstrecken.

Abkühlen: Ein Aerobic-Training sollte mit leichten, weniger intensiven Bewegungen und Streckübungen abschließen, damit sich der Puls normalisieren kann. Wenn Sie eine längere Abkühlphase wünschen, gehen Sie einfach auf und ab, bis Ihr Puls sich beruhigt hat. Auch zusätzliche Streckübungen schaden auf keinen Fall.

Was tun, wenn es doch zu Verletzungen kommt?

Zwei Hauptarten von Verletzungen können auftreten: Verrenkungen bzw. Verletzungen an Muskeln und Sehnen und Verstauchungen bzw. Verletzungen an Gelenken und Bändern. Schon die

Schmerzintensität wird Ihnen signalisieren, daß Sie es diesmal nicht mit dem gewohnten Muskelkater zu tun haben. Muskelkater beruht auf einer Ansammlung von körperlichen »Abfallstoffen« im Gewebe nach übermäßigem oder ungewohntem Training und wird im allgemeinen durch leichte Aufwärmübungen gemildert. Richtige Verletzungen schmerzen viel, viel stärker – ein sicheres Anzeichen für ernst zu nehmende Schäden. Den Schmerz einer Verletzung kann man nicht »wegtrainieren«, das würde alles noch verschlimmern. Beenden Sie also sofort alle Aktivitäten, wenn er bei irgendeiner Übung plötzlich auftreten sollte. Wenn Sie die Zähne zusammenbeißen und trotzdem weitermachen, müssen Sie mit langwierigen Heilungsprozessen und möglichen chronischen Schäden rechnen.

Treten leichte Zerrungen oder Prellungen auf, sollte man folgende Erste-Hilfe-Maßnahmen ergreifen:

- Ruhigstellen des verletzten Körperteils.
- Eispackungen.
- Druckverband oder Kompressen, die auch Halt und Stütze geben.
- Hochlagern.

Ruhe gibt dem verletzten Körperteil Zeit zur Heilung; Eis und Druck verlangsamen die Zirkulation und reduzieren Schwellungen; Hochlegen, beispielsweise bei Beinverletzungen, beschleunigt den Blutrückfluß zum Herzen und reduziert ebenfalls Schwellungen. Die meisten kleineren Verletzungen kann man in den ersten 24 bis 48 Stunden mit Eis behandeln (bzw. solange noch keine starken Schwellungen aufgetreten sind). Nach 48 Stunden beschleunigt man die Heilung mit feuchten Wärmepackungen. Bei starken oder andauernden Schmerzen und bei sehr starken Schwellungen sollten Sie einen Arzt aufsuchen.

Die meisten Verletzungen entstehen durch Überlastung des Körpers. Gleichgültig, wie gut Sie in Form sind, jede Übung kann Sie überanstrengen. Erwarten Sie also nicht, gleich bei den fortgeschrittenen Aerobicern einsteigen zu können. Hören Sie einfach auf, wenn Sie im Training zu müde und schlapp werden. Sie selbst werden auch am besten wissen und fühlen, wann und ob Sie wieder weitermachen können. Lassen Sie sich ruhig heiß mitreißen, aber versuchen Sie immer einen kühlen Kopf zu bewahren. Eines sollten Sie in keiner Situation abschalten: Ihren gesunden Menschenverstand und Ihren Instinkt.

Aerobische Aktivitäten im Überblick – Wählen Sie aus

Haben Sie nicht auch manchmal den Eindruck, daß alle Welt, wirklich jeder einen Aerobic-Kurs (oder etwas Ähnliches) besucht? Wir wissen jetzt, daß diese Kurse zwar ein guter Anfang sind, um in Form zu kommen, aber sie sind beileibe nicht die einzige Form aerobischer Aktivität. Jede sportliche Übung, bei der man erhöht Sauerstoff verbraucht, ist ja (vereinfacht ausgedrückt) eine aerobische Aktivität. Sie können sich also durchaus aerobisch betätigen, auch wenn Sie nicht der Typ sind, der gerne inmitten vieler Menschen zu lauter Musik trainiert.

In der nachfolgenden Tabelle finden Sie aerobische Aktivitäten aufgelistet. Suchen Sie sich diejenigen aus, die Ihren Vorstellungen von körperlicher Bewegung und von Fitneß am besten entsprechen.

Aktivität	*Gehen*	*Laufen*
Wirkung	Bei raschem Tempo gut für Herz und Kreislauf; Straffung von Beinen, Hüften und Gesäß.	Stärkt Herz, Lunge, Unterkörper und Beine. Reduziert Körperfett.
Zeitaufwand	45 Minuten dreimal die Woche.	30 Minuten dreimal die Woche.
Kalorienverbrauch (pro Stunde)	310	635
Ausrüstung	Solides Schuhwerk mit weichen Sohlen; normale bequeme Kleidung.	Laufschuhe mit elastischer Sohle, versteifter Ferse und gepolsterter Zunge; Sportkleidung.
Mögliche Schäden	Praktisch keine. Bei schlechtem Schuhwerk auf hartem Untergrund können die Füße schmerzen.	Das ständige harte Auftreten kann Verletzungen oder Beschwerden an Beinen, Knien und am unteren Rücken hervorrufen. Zur Vorbeugung richtige Schuhe tragen, möglichst auf weichem Untergrund laufen und vorher gründlich aufwärmen.
Geeignet für	Sehr gut für jene, die sich nach langer Pause langsam wieder an eine sportliche Betätigung gewöhnen möchten.	Disziplinierte Menschen, die für ihr Training nicht viel Zeit und Geld aufwenden wollen.
Hinweise für Anfänger	Beginnen Sie mit leichten Spaziergängen von fünfzehn Minuten in der ersten Woche. Steigern Sie wöchentlich um fünf Minuten bis zu 45 Minuten und, wenn möglich und gewünscht, mehr.	Übertreiben Sie nicht. Setzen Sie sich zunächst das Ziel von einem Kilometer und steigern Sie die Strecke nach Gefühl.

Aktivität	Radfahren	Gewichtstraining
Wirkung	Ihre Beine und Ihre Hüften werden es Ihnen danken. In schwierigem Gelände stärken Sie zusätzlich Herz und Lunge.	Die wirksamste, schnellste Möglichkeit, stärkere, besser geformte Muskeln zu entwickeln. Stärkt auch Herz und Lunge.
Zeitaufwand	30 Minuten dreimal die Woche.	30 Minuten dreimal die Woche.
Kalorienverbrauch (pro Stunde)	640	460
Ausrüstung	Ein gutes, normales Sportrad mit mehreren Gängen.	50-kg-Langhantelsatz und Trainingsbank.
Mögliche Schäden	Überanstrengung; kaum Schutz vor anderen Fahrzeugen; erhöhte Unfallgefahr bei Schnee und Regen.	Muskelzerrungen am ganzen Körper. Es ist wichtig, einen Trainer oder einen Trainingspartner zu haben, der die korrekte Technik demonstrieren kann. Aufwärmen und Streckübungen beugen Verletzungen vor.
Geeignet für	Für alle, die beim Trainieren auch einfach die Umgebung genießen wollen, gerne nachdenken oder Pläne machen. Sehr gut für Naturliebhaber, besonders auf dem Land.	Für jeden, der sein Aussehen oder seine Leistungen in anderen Sportarten verbessern will. Sehr gut zur Stärkung des Selbstbewußtseins.
Hinweise für Anfänger	Beginnen Sie mit 30 Minuten. Jede Woche fünf Minuten länger, bis die Strecke und die Zeit für sie »stimmen«.	Anfangs zwölf Wiederholungen von höchstens zwölf Übungen mit einer Minute Pause zwischen den Sätzen. Arbeiten Sie sich auf drei Sätze pro Übung hoch.

Aktivität	Schwimmen	Skilanglauf
Wirkung	Ausgezeichnet zur Kräftigung von Herz und Kreislauf und aller Muskelgruppen.	Aufbau aller Muskelgruppen. Hervorragend für die Ausdauer.
Zeitaufwand	30 Minuten dreimal die Woche.	30 Minuten dreimal die Woche.
Kalorienverbrauch (pro Stunde)	650	550
Ausrüstung	Badekleidung; Schutzbrille.	Langlaufskier, Bindungen, Stiefel und Stöcke; Laufkleidung.
Mögliche Schäden	Eigentlich kaum auftretend, weil der Auftrieb im Wasser den Körper entlastet. Verschiedene Stile verhindern die einseitige Beanspruchung oder Überbelastung einzelner Muskelgruppen.	Kraft und Ausdauer müssen das ganze Jahr hindurch trainiert werden, um bei diesem ungeheuer anstrengenden Sport Verletzungen zu vermeiden.
Geeignet für	Ideal für Menschen, die auf gleichförmiges Training gut reagieren. Gut zum Abnehmen.	Perfekt für Menschen, die die Einsamkeit, die Natur und den Winter lieben.
Hinweise für Anfänger	Nehmen Sie sich vor, 100 Meter in zweieinhalb Minuten zu schwimmen. Verlängern Sie dann Ihre Strecke wöchentlich um 25 Meter, bis Sie das Gefühl haben, sich richtig »auszuschwimmen«.	Lernen Sie bei einem Skilehrer oder einem erfahrenen Skiläufer das Skifahren. Dieser Sport ist schwieriger, als er aussieht.

Aktivität	*Aerobic-Dance*
Wirkung	Elastizität; Stärkung von Herz und Kreislauf und Entwicklung körperlicher Kondition. Festigt und strafft den ganzen Körper; allerdings kaum Oberkörperentwicklung.
Zeitaufwand	30 Minuten dreimal die Woche.
Kalorienverbrauch (pro Stunde)	480
Ausrüstung	Turnschuhe; bequeme Kleidung, die den Schweiß aufnimmt.
Mögliche Schäden	Wenn Sie sich gründlich aufwärmen und Streckübungen machen, sollten eigentlich keine Verletzungen auftreten. Bei irgendwelchen körperlichen Beschwerden wenden Sie sich an die Übungsleiter um Rat. Überanstrengen Sie sich nicht.
Geeignet für	Für gesellige Menschen, denen es Spaß macht, mit vielen anderen zu lauter Musik zu trainieren.
Hinweise für Anfänger	Das Abkühlen nach Aerobic-Dance ist genauso wichtig wie das Aufwärmen. Gehen Sie dazu auf und ab oder machen Sie leichte Gymnastik, auch Streckübungen.

Yoga für die Fitneß

Wir alle sehnen uns (mehr oder minder bewußt) nach Harmonie von Körper und Geist, nach innerer Kraft und innerem Frieden, der in der Bedrängnis des Alltags so schwer zu erlangen ist und uns immer wieder verläßt.

Unter Anleitung eines früheren Trainers habe ich Yoga-Entspannungstechniken erlernt und mich mit ihnen schrittweise tiefer vertraut gemacht. Ich habe dabei erfahren, wie es ist, Körper und Geist als eine durch nichts gestörte Einheit zu erleben und gleichzeitig die Tiefen meines Selbst zu erkunden. Seit meinen Trainingsverletzungen, die sich durch uneinsichtiges, hartes und intensives Training immer weiter verschlimmerten, weiß ich, was schier unerträgliche Schmerzen sind. Aber ich habe auch gelernt, auf meinen eigenen, ganz und gar besonderen Lebensrhytmus zu achten und auf meinen Körperrhythmus und alle Signale meines Körpers ernst zu nehmen, mich sozusagen nicht selbst immer wieder zu verletzen. Ich habe gelernt, meinen Gefühlen und Instinkten zu vertrauen. Ohne an dieser Stelle detailliert auf die verschiedenen Richtungen und vielfältigen Techniken des Yoga eingehen zu können, kann ich sagen, daß es bei meinem »Genesungsprozeß« eine sehr wichtige Rolle gespielt hat.

Sie dürfen allerdings nicht erwarten, Yoga-Techniken innerhalb kurzer Zeit perfekt zu beherrschen. Sogar die Meister dieser Kunst dehnen die Grenzen ihrer Lehre immer weiter aus, das heißt, sie hören nie auf zu lernen und sich zu vervollkommnen.

Viele andere traditionelle Bewegungsformen stammen aus dem Yoga, bestimmte gymnastische Übungen beispielsweise. Yoga kräftigt die Organ- und Drüsenfunktionen des Körpers, baut Streß ab und steigert die Lebenslust, während es gleichzeitig ein Gefühl der inneren »Rundheit« und Stimmigkeit vermittelt. Mit Yoga lernen Sie, Ihren Körper richtig zu »beatmen« (ein sehr wichtiges Anliegen), mit Ihrem Atem alle Körperregionen zu erreichen und so zu beleben und ihre Energien freizusetzen.

Yoga lehrt Sie, Verantwortung für Ihr eigenes Tun zu übernehmen, etwas, was die meisten Menschen scheuen und wovor sie sich fürchten. Wer sich näher für Yoga interessiert, wird sicher an seinem Wohnort schnell eine Gruppe finden, der er sich anschließen kann, oder mit Hilfe des umfangreichen Literaturangebots sein Wissen vertiefen können. Möglicherweise bietet Ihnen auch Ihr Fitneß-Center Yoga-Kurse an. Bevor ich zu einzelnen Yoga-Übungen komme, zum besseren Verständnis zwei Begriffserläuterungen:

Asana: Eine der Meditation zuträgliche Körperposition; die dritte der acht Stufen des Yoga; Yogaposition bzw. Yogaübung.

Pranayama: Kontrollierte Atmung; die vierte der acht Stufen des Yoga.

Man weiß, daß verschiedene Asanas (Übungen) bei Krankheiten wie Asthma, bei Erkrankungen des Rückens, bei Haltungsfehlern, chronischer Verstopfung, Menstruationsbeschwerden, Ischiasschmerzen und Sinus-(Nebenhöhlen-)Beschwerden helfen.

Die Übungen sollten immer langsam, entspannt und ohne jegliche Anstrengung gemacht werden.

Gehen Sie aus den verschiedenen Positionen (Asanas) immer genauso langsam heraus, wie Sie sie eingenommen haben. Die hier vorgestellten Asanas wirken auf den gesamten Körper ein, vergessen Sie also nicht die Bedeutung des Pranayama (tiefes, rhythmisches Atmen unter Konzentration auf die Position). Anfängerinnen beginnen am besten sehr, sehr langsam, zunächst mit ein oder zwei Wiederholungen für jedes Asana. Denken Sie auch wieder daran: Sie selbst können am besten beurteilen, was Ihnen guttut. Halten Sie je nach Asana die Position zwischen fünf und dreißig Sekunden.

1. Brust-Expander

Sie stellen sich aufrecht hin und strecken Arme mit aneinandergelegten Daumen und Zeigefingern vor dem Oberkörper aus. Dann bringen Sie die Arme an die Schultern zurück und dehnen dabei den Brustkorb. Jetzt die Hände über den Kopf hinter den Rücken bringen und die Arme strecken. Tief einatmen und die Schultern nach hinten drücken. Weiter ruhig durchatmen, in der Taille vorbeugen und die Arme hinter dem Rücken hoch über den Kopf anheben. Langsam die Ausgangsposition wieder einnehmen. Dreimal wiederholen.

2. Katzenstreckung

Auf alle viere hinknien, auf die richtige Körperhaltung achten: Der Rücken verläuft horizontal, Arme und Oberschenkel vertikal, wie Tischbeine. Die Fingerspitzen zeigen nach vorn. Einatmen und langsam die Brust zum Boden absenken und versuchen, mit dem Hals den Boden zu berühren. Diese Position fünf bis zehn Sekunden halten, dann ausatmen und wieder die kniende Position einnehmen. Jetzt einen Buckel machen wie eine gereizte Katze und dabei den Bauch fest einziehen. Anschließend Rückgrat und Bauch entspannen. Zweimal wiederholen.

3. Katzenstreckung, Variante

Auf allen vieren in die »Tischposition« gehen. Einatmen und das rechte Bein so weit nach hinten anheben, daß Sie ein Ziehen entlang der Wirbelsäule verspüren. Dann das angehobene Bein nach vorn bringen und versuchen, das Knie beim Ausatmen an die Brust zu drücken. Wenn Sie dazu nicht in der Lage sind, visualisieren Sie, wie Sie das Knie beim Ausatmen an die Brust bringen. Diese Position fünf bis zehn Sekunden halten.

4. Seilzug

a) Im aufrechten Stand einatmen und beide Arme auf Schulterhöhe vor dem Körper ausstrecken. Die Handflächen nach oben drehen, die Fäuste ballen und den oberen Bereich des Körpers anspannen. Den Atem anhalten und die Fäuste langsam zur Brust

zwingen, als würden Sie unter Einsatz aller Kraft an einem schweren Gewicht ziehen. Mit kräftigem Seufzen ausatmen, entspannen und die Arme locker seitlich herabfallen lassen.
b) Mit seitlich ausgestreckten Armen wiederholen.
c) Mit senkrecht über den Kopf ausgestreckten Armen wiederholen.
d) Mit nach unten ausgestreckten Armen wiederholen; die Fäuste ballen und den Oberkörper in der Taille drehen – Hüfte und Becken nach vorn.

Diese Positionen kräftigen ungemein, weil sie die Atemluft tief in sonst normalerweise ungenutzte Bereiche der Lunge pressen. Alle Varianten erfordern eine gewisse Vorsicht, insbesondere Variante d). Vergessen Sie nicht, rhythmisch zu atmen.

5. Knie-Anpressen
a) Flach auf den Rücken legen, einatmen, ein Knie anziehen und mit beiden Händen die Brust pressen. Position fünf bis zehn Sekunden halten. Langsam ausatmen und Ausgangsposition einnehmen.
b) Flach auf den Rücken legen und einatmen. Ein Knie anziehen und gegen die Stirn pressen. Position zehn bis 30 Sekunden halten. Ausatmen; Bein absenken und entspannen. Mit dem anderen Knie wiederholen. Mit beiden Knien wiederholen.

6. Knie-Andrücken
Auf den Boden setzen, ausatmen, die Knie an die Brust bringen und bei aufrechtem Rücken möglichst fest anziehen. Einatmen und beide Knie weiterhin fest an die Brust ziehen. Dann die Arme auf Schulterhöhe in weiten Bögen seitlich nach außen führen und dabei versuchen, den Rücken aufrecht zu halten. Ausatmen und langsam entspannen. Strafft die Beine und den unteren Rücken.

7. Die Klinge
Im aufrechten Stand die Arme auf Schulterhöhe seitlich ausstrecken. Die Schulterblätter am Rücken zusammendrücken. Fest drücken, dann entspannen. Von der Bewegung der Schultern abgesehen werden die Arme nicht bewegt. Dreimal wiederholen. Hals, oberer Rücken und Brustmuskeln werden mit dieser Übung gekräftigt.

8. Die Pumpe

Abwechselndes Beinheben: Flach auf den Rücken legen und den unteren Rücken gegen den Boden pressen, damit alle Bewegungen von der Mitte des Rückens ausgehen und die Brustmuskeln nicht überbeansprucht werden. Einatmen und ein Bein hoch anheben. Der gesamte Rücken bleibt immer in Kontakt mit dem Fußboden, und der übrige Körper ist entspannt. Das Bein langsam und unter kontinuierlicher Spannung anheben. Anfänger machen im allgemeinen eher ruckartige Bewegungen. Konzentration auf die Kontrolle des Bewegungsablaufs sorgt für gleichmäßige Durchblutung des gesamten Körpers. Langsame, rhythmische Bewegungen helfen gegen Nervosität.

9. Nacken-Rollen

Langsam den Kopf nach vorn auf die Brust sinken lassen. Einatmen. Dann den Kopf anheben und möglichst weit nach rechts kippen. Position fünf Sekunden halten, ausatmen und den Kopf wieder in die Mitte bringen. Zur linken Seite wiederholen. Dann mit schräg nach oben gerichtetem Blick wiederholen, erst nach rechts, dann nach links. Dann den Kopf wieder in die Mitte bringen und das Kinn auf die Brust absenken. Einatmen und dabei den Kopf anheben. Jetzt den Kopf langsam in seinem ganzen Bewegungsspielraum drehen – nach vorn, nach rechts, nach hinten, nach links und wieder nach vorn. In die andere Richtung drehend wiederholen.

10. Balance

In stehender oder sitzender Position langsam einatmen, den gesamten Körper in die Höhe strecken und die Arme hoch über den Kopf ausstrecken. Hände zusammenbringen und die Daumen kreuzen. Dann den Oberkörper nach links neigen und dabei ausatmen. Position fünf bis zehn Sekunden halten. Wenn Sie anfangen, den Oberkörper wieder aufzurichten, spannen Sie Bauch und unteren Rücken an und richten Sie sich unter Einsatz ihrer rechten Körperhälfte auf. Zur anderen Seite wiederholen. Diese Asana strafft Ihre Körperhaltung und bringt Sie in ein besseres Gleichgewicht.

Was ist Zellulitis, und was können Sie dagegen tun?

Als Zellulitis bezeichnet man unter der Haut abgelagertes Fett, das nach außen drückt und die charakteristische Orangenhaut bildet. Sie tritt für gewöhnlich an Hüfte, Oberschenkeln und Gesäß auf. Viele Mediziner meinen, Frauen seien aufgrund ihrer besonderen hormonellen und physischen Beschaffenheit häufiger von Zellulitis betroffen als Männer. Die Befürworter von Tricks, Kniffen und Cremes gegen Zellulitis behaupten, es handle sich um eine schädliche Abart von Fett – eine gesundheitsgefährdende Kombination von Bindegewebe, Fett, Wasser und giftigen Abfallstoffen. Diese Kombination verhärte sich und bilde die charakteristische Orangenhaut. Offenbar sind das bis heute ungeklärte Fragen. Nicht einmal die Bezeichnung »Zellulitis« ist als wissenschaftlich relevant anerkannt.

Untersuchungen der Fettproben von Menschen mit Grübchen bildendem, klumpigen Fettgewebe und von solchen mit normalem Fettgewebe brachten das eindeutige Ergebnis: Der chemische Aufbau der Fettzellen war absolut gleich. Das unterschiedliche Aussehen resultiert wahrscheinlich aus einer Vergrößerung der Fettzellen, die bestimmte Fettschichten nach außen drängen läßt, so daß die Haut wie eine Orangenschale aussieht.

Es gibt bisher keinerlei Grund zur Annahme, Zellulitis sei etwas anderes als normale Fettablagerung. Werfen Sie also Ihr Geld nicht für irgendwelche obskuren Mittel zum Fenster hinaus. Wenn Sie Fett abbauen wollen, müssen Sie zunächst abnehmen. Kein Weg führt darum herum. Und das heißt in der Ernährung:

- So wenig Fett wie möglich.
- Keine zusätzlichen Proteine.
- Verzicht auf Zucker und zuckerhaltige Nahrungsmittel.

Protein ist für den Körper keine primäre Energiequelle; es deckt nur etwa fünf bis fünfzehn Prozent des gesamten Energiebedarfs. Trainingseinheiten von zwei bis drei Stunden Dauer und Hungerkuren (weniger als 1000 Kalorien täglich) lassen den Körper in erhöhtem Maß auf Protein zur Energieversorgung zurückgreifen, indem er mageres Muskelgewebe in Brennstoff umwandelt. Im allgemeinen ist die Proteinzufuhr bei ausgewogener Ernährung zur Deckung des Bedarfs bei hartem Training ausreichend. Wenn Sie zuviel Protein essen, wird es vom Körper zu Fett umgewandelt und gespeichert. Bei überhöhter Proteinzufuhr nehmen Sie also genauso zu wie bei überhöhtem Fettkonsum. Mißtrauen Sie also Proteindiäten.

Den Fettabbau begleiten sollten andere Maßnahmen: Massagen zur besseren Durchblutung des Muskel- und Hautareals; Anwendung guter Hautpflegemittel; Muskeltraining zur Festigung und Straffung der betreffenden Muskeln und Muskelgruppen.

Frauenkrankheit Osteoporose

Wenn Sie den richtigen Lebensstil führen, der Sie heute fit hält, können Sie bis ins hohe Alter hinein stark und rüstig bleiben.

Ein Leiden, mit dem vor allem Frauen nach der Menopause konfrontiert werden, ist die sogenannte Osteoporose (Knochenentkalkung). Das ist ein wichtiger Grund, warum besonders Frauen gesund leben und sich schon frühzeitig fit halten sollten (Männer natürlich auch, aber aus anderen gesundheitlichen Gründen). Die an Sport und richtiger Ernährung orientierte Lebensweise kann helfen, die schrittweise Schwächung des Knochenbaus, die mit hormonellen Veränderungen zusammenhängt, auf ein Minimum zu beschränken oder aufzuhalten. Sie sollten bereits in jungen Jahren mit der Vorbeugung beginnen, denn die Anfänge der Osteoporose liegen im frühen Erwachsenenalter, also zwischen dem 20. und 30. Lebensjahr.

Wahrscheinlich fragen Sie sich jetzt: Wie gefährlich ist denn eigentlich diese Krankheit? Sie ist zum Beispiel für die bei älteren Frauen so häufigen Frakturen der Hüftgelenke verantwortlich – Frakturen, die die Betroffenen monatelang ans Bett fesseln und sie körperlich stark abbauen lassen. Diese Krankheit ist also ohne Zweifel ein sehr ernst zu nehmender Zustand. Die frühzeitige Entscheidung für eine gesunde Lebensführung ist der beste Schutz gegen diesen zur Zeit noch irreparablen degenerativen Prozeß, der der Hälfte aller älteren Frauen (und etwa jedem zehnten älteren Mann) so zusetzt.

Was können Sie im einzelnen tun, um der Osteoporose vorzubeugen?

1. Eine entscheidende Rolle bei der Entwicklung und Aufrechterhaltung eines gesunden Knochenbaus in allen Altersgruppen spielt der Sport.

Die sportliche Belastung eines bestimmten Knochens bzw. eines bestimmten Knochenkomplexes reichert die Knochen mit Mineralstoffen an und kräftigt sie. Sportliche Aktivität belastet die Knochen, und diese reagieren darauf, indem sie stärker werden. Bewegungsmangel ist in hohem Maße für den Calciumverlust der Knochen verantwortlich. Am besten machen Sie Sport zur lebenslangen Gewohnheit – für gesunde Muskeln und gesunde Knochen. Um den Knochenbau zu kräftigen, muß er auf verschiedene Weise belastet werden, wie zum Beispiel mit Jogging und Bodybuilding. Denken Sie daran, daß Sie so auf lange Sicht Ihre Knochen aufbauen, stärken oder stark halten.

2. Ein weiterer entscheidender Faktor in diesem Zusammenhang ist die Ernährung. Da Osteoporose den Knochen Calcium entzieht, beugt die rechtzeitige und kontinuierliche Zufuhr ausreichender Mengen an Calcium (für manche Frauen 1200 bis 1500 Milligram täglich) diesem Prozeß vor. Der Körper braucht dann nicht auf das in den Knochen enthaltene Calcium zurückzugreifen. Das in Milch und Milchprodukten enthaltene Calcium wird vom Körper bereitwillig resorbiert. Das in Gemüse enthaltene Calcium wird nicht so effizient verwertet, was Sie aber nicht davon abhalten sollte, Ihr Gemüse weiter zu verzehren, denn es tut Ihnen in vielerlei Hinsicht gut. Weitere gute Calciumquellen sind Lachs und Sardinen, mit Gräten versteht sich. Erwachsene brauchen im Durchschnitt täglich 800 Milligramm Calcium; männliche und weibliche Jugendliche zwischen zehn und vierzehn Jahren 1000 bzw. 900 Milligramm; bei Jugendlichen zwischen 15 und 18 Jahren sind es 800 bzw. 900 Milligramm; Schwangere und Stillende sollten täglich 400 Milligramm über den durchschnittlichen Normalbedarf eines Erwachsenen hinaus zu sich nehmen, das heißt circa 1200 Milligramm täglich.

Auch Vitamin C und D sind für starke Knochen wichtig, genauso wie die Aminosäure Lysin. Eine entsprechende zusätzliche Zufuhr an Vitamin C und D und Lysin in konzentrierter Form steigert erheblich die Calciumresorption.

Einige Faktoren erhöhen das Risiko, an Osteoprose zu erkranken: Rauchen, die Einnahme von Anabolika, übermäßiger Alkohol-, Kaffee- und Proteinkonsum sowie schlechte Ernährung im allgemeinen.

Schalten Sie diese Risikofaktoren aus, um sich einen gesunden Knochenbau zu erhalten – ganz zu schweigen von einem gesunden Körper überhaupt.

3. Der dritte sehr wichtige Faktor bei der Entstehung einer Osteoporose ist Östrogenmangel.

Eine Hormontherapie kann bei manchen Frauen nach dem Klimakterium das Entstehen von Osteoporose verhindern. Sie müssen sich in dieser Frage mit Ihrem Arzt beraten, aber dieser Zeitaufwand lohnt sich, besonders bei früh eintretenden Wechseljahren. Glauben Sie aber nicht, zusätzliche Hormongaben seien das Allheilmittel. Sie werden immer richtige Ernährung und sportliches Training brauchen, um die Krankheit aufzuhalten oder ihre Symptome zu mildern. Auch hier ist es, wie bei vielen anderen Dingen: Was ein Leben lang gebraucht und in Funktion gehalten wurde, bleibt lange funktionstüchtig.

Tips zur Körperpflege

Als fitneßbewußte, sportlich aktiv lebende Frau werden Sie, wie zu Ihrem Körper insgesamt, auch ein verändertes Verhältnis zu Ihrem größten Körperorgan, Ihrer Haut, bekommen.

Das betrifft weniger den Pflegeaufwand, den aktives Training verlangt (der ist relativ gering), als die sich herausbildende neue Selbst-Sicht.

Von der neuen Ausgewogenheit und Schönheit Ihres Körpers angetan, werden Sie sich bemühen, diese pflegend zu erhalten, und das sowohl »von innen« als auch »von außen«, mit einfachen, natürlichen Maßnahmen (Sie kennen jetzt Ihren Körper und seine wirklichen Bedürfnisse besser und fallen wahrscheinlich nicht mehr so leicht auf die der Kosmetikindustrie herein).

Dazu im folgenden einige Hinweise und Tips.

Ihre Haut steht in unmittelbarem Kontakt mit der Umwelt und reagiert auf Umwelteinflüsse direkt und empfindlich. Dabei dient sie uns nicht nur als Schutz gegen schädliche Einflüsse von außen, sondern steht auch in unmittelbarer Beziehung zum Gesamtkreislauf, zum Stoffwechsel, zu Blut- und Lymphsystem. Die Haut ist außerdem ein wichtiges Sinnesorgan, das Reize wie Kälte, Schmerz, Wärme, Berührung aufnimmt und weiterleitet. Erregung läßt die Haut erröten oder erblassen, ungesunde Lebensweise und mangelnder Schlaf läßt sie müde und ungesund aussehen.

Intensive sportliche Betätigung führt zu verstärkter Schweißabsonderung. Gerade bei sportlicher Aktivität hat unsere Haut deshalb als Ausscheidungsorgan und Wärmeregulator wichtige Aufgaben zu erfüllen.

Die funktionellen Zusammenhänge zwischen Haut und Stoffwechsel können wir verstehen, wenn wir wissen, wie Hauternährung und Gesamternährung miteinander wechselwirken.

Aufbau und Stoffwechsel der Haut

Die Haut ist aus drei verschiedenen Schichten aufgebaut: die Unterhaut (Subcutis), die Lederhaut (Corium) und die Oberhaut (Epidermis).

Die unterste Schicht, die Unterhaut, besteht aus lockerem Bindegewebe mit eingeschlossenen Fettzellen und heißt deshalb auch Unterhautfettgewebe. Je nach Zahl und Größe der Fettzellen kann sie von einigen Millimetern bis zu mehreren Zentimetern dick sein. Die Art der Fettgewebskammern in der Unterhaut ist bei Männern und Frauen unterschiedlich. Sie kann bei Frauen die sogenannte »Orangenhaut« oder »Matratzenhaut« hervorrufen, vor allem bei überfüllten Fettzellen, die nicht durch das Bindegewebe gestützt werden.

Darüber liegt die stark durchblutete Lederhaut, die mit Kollagen-, Nerven- und Muskelfasern durchsetzt ist. Hier findet ein reger Stoffwechsel statt. Durch das Blutgefäßnetz ist die Lederhaut unmittelbar in den Körperkreislauf einbezogen und nimmt damit am Stoffwechsel teil. Die Beschaffenheit der Lederhaut bestimmt insgesamt die Elastizität der Haut. Bei jungen Menschen wird in dieser Schicht viel Feuchtigkeit gespeichert. Mit zunehmendem Alter verlieren die Kollagenfasern ihre Quellfähigkeit und verhärten. Durch äußere Maßnahmen ist ein höherer Wassergehalt der Lederhaut kaum erreichbar.

Die Kontaktfläche zur Außenwelt bildet die Oberhaut. Bei der jungen Haut ist sie fest mit der Lederhaut verbunden. Die unterste Schicht der Oberhaut, die als Keimschicht bezeichnet wird, greift zahnartig in die Lederhaut ein. Beim Alterungsprozeß verdünnen sich bestimmte Schichten, die Verzahnung wird locker.

Die Regeneration oder Hauterneuerung spielt sich in dieser Keimschicht ab, der Nährstoffe nur von innen zugeführt werden können. Hier bilden sich durch Zellteilung ständig neue Zellen, die die abgenutzten Zellen an die Hautoberfläche schieben, wo sie verhornen. Dieser Prozeß dauert etwa 28 Tage. In dieser Zeit hat sich normalerweise unsere Hautoberfläche, von der zellbildenden Keimschicht bis zur obersten Hornschicht, regeneriert. Diesen ständigen Erneuerungsprozeß können Sie durch systematische Pflege *von außen* fördern und unterstützen. Die wichtigste Voraussetzung für eine gesunde Haut aber ist die Zufuhr aller wichtigen Aufbaustoffe *von innen*, das heißt durch richtige Ernährung und indem Sie schädliche Substanzen wie das Nikotin, das die feinsten Haargefäße der Haut verengt, vermeiden. Rauchen behindert den Sauerstofftransport zu den Zellen. Die Folge ist eine schlecht ernährte, gröbere Haut, die zudem schneller altert.

Die Beeinflussung des Hautstoffwechsels durch die Ernährung wird als »Kosmetik von innen« bezeichnet.

Die Hautoberfläche ist mit einem Fett-Feuchtigkeitsmantel überzogen, der von den Talg- und Schweißdrüsen der Haut gebildet wird und die Haut vor Austrocknung schützt. Für diese Schutzfunktion sind die Talgdrüsen zuständig. Bezüglich des Fettmantels verhält sich die weibliche Haut anders als die männliche. Während sich die Talgdrüsenabsonderung bei Männern bis zum 40. Lebensjahr nur geringfügig verändert und dann erst bis zum 60. Lebensjahr deutlich schwächer wird, wird die Haut bei Frauen vom 25. Lebensjahr an bis ins hohe Alter immer trockener. Die Haut des Mannes verändert sich nach dem 60. Lebensjahr kaum noch. Somit ist der Talgspiegel bei jungen Frauen höher und bei älteren Frauen niedriger als bei Männern entsprechenden Alters.

Das erklärt auch, warum Frauen ein größeres Bedürfnis haben, ihre Haut durch fetthaltige Präparate geschmeidig zu halten. Der Fettmantel bildet weiterhin in Verbindung mit dem Sekret der Schweißdrüsen den sogenannten Säureschutzmantel der Haut, der sie gegen chemische und bakterielle Einwirkung schützt. Der Säuregrad der Haut wird als pH-Wert gemessen und beträgt normalerweise 5 bis 6. Fett- und Säureschutzmantel müssen zum Schutz der Haut erhalten bleiben. Wird dieser Schutzfilm bei der Hautreinigung entfernt, ist die Schutzfunktion der Haut gestört. Was Sie der Haut bei der Reinigung von außen entziehen, sollten Sie ihr von außen auch wieder zuführen.

Welche Pflege braucht Ihre Haut?

Das Geheimnis einer gut gepflegten Haut ist eine regelmäßige Pflege, die den Mangel an natürlichen Schutzstoffen ausgleicht. Eine regelmäßig gepflegte Haut sieht frischer und elastischer aus als eine ungepflegte. Warum? Es gibt Einflüsse von außen, die das frühzeitige Altern der Haut fördern, was durch eine gezielte Pflege durchaus vermeidbar ist. Auswahl und Anwendung von Hautpflegemitteln müssen sich dabei immer nach Hauttyp, Alter und Jahreszeit richten.

Woran erkennen Sie Ihren Hauttyp?

Es gibt einige Erkennungszeichen, die typisch für den jeweiligen Hauttyp sind:

Trockene und empfindliche Haut

Die trockene Haut ist sehr dünn und feinporig und neigt deshalb auch leicht zu erweiterten Äderchen. Klimaanlage, schlechte Luft und Hektik machen sich bei dieser Haut stark bemerkbar. Auf Stoffwechselstörungen reagiert sie oft mit roten Flecken. Aufgrund ihres Fett- und Wassermangels neigt die trockene Haut zu frühzeitiger Faltenbildung und Alterung. Beginnt man früh mit einer gezielten Fett- und Feuchtigkeitsgehalt ausgleichenden Pflege, dann ist die trockene Haut meist eine schöne Haut.

Normale Haut

Die normale Haut ist feinporig, glatt und nicht empfindlich, sie zeigt weder Rötungen noch Reizungen. Eine Haut ohne Probleme.

Sehr häufig ist die *Mischhaut* mit trockenen und fetten Hautpartien anzutreffen. Die fetten Hautpartien liegen in der sogenannten T-Zone (Stirn, Nase, Kinn), während Wangen und äußerer Gesichtsbereich meist trocken sind.

Fettige und unreine Haut

Die Symptome der fettigen Haut, vergrößerte Poren, Fettglanz und eine Tendenz zu Unreinheiten, lassen sich durch gezielte Pflege und richtige Ernährung wesentlich abschwächen. Unter unreiner Haut, Pickeln und Mitessern leiden sehr viele junge Frauen, aber auch junge Männer. Süßigkeiten, fette und scharf gewürzte Speisen können die Pickelbildung fördern und das Aussehen dieser erblich belasteten Haut verschlechtern. Zum Trost: Im Gegensatz zur trockenen Haut ist die fettige Haut robuster und altert langsamer. Und mit zunehmendem Alter reguliert sich die übermäßige Talgsekretion von allein.

Haut- und Körperpflege

Ganz gleich, zu welchem Hauttyp Sie gehören, jede Gesichtshaut sollte immer schonend, zum Beispiel mit einer auf den Hauttyp abgestimmten Reinigungsmilch gereinigt werden. Als Tagesschutz empfehlen sich bei Wärme Feuchtigkeits-Emulsionen, die einen durchlässigen dünnen Film auf der Haut bilden, unter dem es beim Sport nicht zu einem Hitzestau kommen kann. Bei Kälte schützt eine fetthaltigere Creme die Haut vor großem Wärmeverlust. Tragen Sie beim Sport kein Make-up, nicht weil die Poren verstopfen könnten, sondern weil jedes Make-up beim Schwitzen fleckig wird. Anschließendes Duschen und Umziehen ist sicher selbstverständlich.

Ihr Dusch- oder Bade-Gel darf auch bei häufigerem Gebrauch den natürlichen Fett- oder Säureschutzmantel der Haut nicht angreifen. Nehmen Sie nach Dusche, Bad oder nach einer Sauna eine feuchtigkeitshaltige Körperemulsion im Wechsel mit einem guten Hautöl. Hautfunktionsöle sind als Wärmeschutz im Winter hervorragend geeignet.

Pflegetips für trockene und empfindliche Haut

Reinigen: Mit milder Gesichtsmilch und mit alkoholarmem Gesichtswasser (fünf bis zehn Prozent Alkohol) nachreinigen bzw. klären.

Schützen: Feuchtigkeitscreme dünn auftragen. Erweiterte Äderchen auf den Wangenpartien mit leichter Kamillen-Fettcreme abdecken und vor starker Sonneneinstrahlung oder kalter Witterung schützen. Heiße Kompressen oder Gesichtsdampfbäder meiden.

Nach dem Sport: Mildes Dusch-Gel oder Babyseife zum Duschen verwenden. Gesicht mit Reinigungsmilch von allen Staub- und Fettpartikelchen befreien. Mit klarem, nicht zu kaltem Wasser nachspülen. Zur Tagespflege leicht fetthaltige Feuchtigkeitscreme auftragen. Ein eventuelles Make-up sollte ebenfalls leicht fetthaltig sein. Zur Nachtpflege auf die gereinigte Gesichtshaut eine leichte Fettcreme auftragen.

Pflegetips für fettige und unreine Haut

Reinigen: Mit milder Gesichtsmilch oder alkalifreier Seife mit einem hautangemessenen pH-Wert von 5,5–6; nachreinigen (klären) mit einem 20 bis 30prozentigen, alkoholhaltigen Gesichtswasser. Keine stark entfettenden Maßnahmen vornehmen. Durch die momentane Entfettung der Haut werden die Talgdrüsen gereizt und zu verstärkter Produktion angeregt. Als Tages- und Nachtschutz nur feuchtigkeitshaltige Emulsionen verwenden. Hautunreinheiten mit einem antibakteriell wirkenden Abdeckstift kaschieren.

Nach dem Sport: Gesichtsreinigung ist immer das A und O. Dabei auf peinlichste Sauberkeit achten, um die Ausbreitung bereits vorhandener infektiöser Herde (entzündete Pickel) zu verhindern und weiteren Neuinfektionen vorzubeugen. Ein in der Konsistenz etwas kompakteres Make-up mit natürlichen Substanzen hilft, Hautunreinheiten zu verdecken.

Intensivpflege: Intensiv reinigende Gesichtsmasken regelmäßig auftragen, um überschüssige Hornpartikel abzutragen und die Poren zu verfeinern.

Alle Masken immer auf die leicht eingefettete Haut auftragen, etwa fünfzehn Minuten einwirken lassen, abwaschen und gut nachspülen.

Was versteht man unter Hautatmung?

Die häufig geäußerten Bedenken, daß Make-up oder Puder die sogenannte Hautatmung behindern könnte, sind unbegründet. Sie beruhen auf der falschen Vorstellung, daß die Hautatmung ein Vorgang sei, bei dem Sauerstoff durch die Haut hindurch eingeatmet würde – analog dem Vorgang in der Lunge.

Von einer regelrechten »Atmung« kann man bei der Haut nicht sprechen. Mit Hautatmung ist vielmehr der Stoffwechsel der Zellen gemeint. Wie alle Körperzellen atmen auch die Hautzellen. Das heißt, sie nehmen Sauerstoff auf und geben Kohlendioxyd ab. Beides wird dann vom Blut-Lymph-System an- und abtransportiert und dann durch die Lungenatmung ausgetauscht. Weder kann also die Haut über die Poren ernährt werden, noch kann sie über die Poren atmen. Die Haut muß – wie alle übrigen körperlichen Teilsysteme – in ihrer Wechselwirkung zum Gesamtorganismus gesehen werden.

Kosmetische Pflege kann viel bewirken. Sie kann aber nicht den natürlichen Alterungsprozeß der Haut aufhalten und auch keine Falten verschwinden lassen.

Neben der äußeren Pflege muß die Haut von innen her alle wichtigen Stoffe erhalten. Bei einer gesunden Ernährung sieht die Haut besser aus als bei einer falschen. Auch ein ständiger Wechsel zwischen Hungerkuren und Freßperioden wird sich entsprechend negativ auf Ihre Haut auswirken.

Übergewicht ist ebenfalls ein kosmetisches Problem, weil die zuviel zugeführte Energie als Fetteinlagerung in der Unterhaut gespeichert wird. Bei jeder drastischen Abmagerungskur kommt es zu verstärkter Faltenbildung, weil die durch die Fettablagerung zuvor überdehnte Lederhaut sich nicht schnell genug dem veränderten Umfang anpassen kann. Alles, was zur besseren, kontinuierlichen Durchblutung Ihres Körpers, zur Anregung seines Stoffwechsels beiträgt, dient auch in deutlich sichtbarem Maße dem Zustand Ihrer Haut. So gesehen sind sportliche Aktivitäten, kombiniert mit einer gesunden (fettarm, ballaststoffreich, viel Wasser) Ernährung die »kosmetischen Mittel«, zu denen Sie zuerst greifen sollten.

Aber nicht nur körperliche Veränderungen, sondern auch seelische Vorgänge wirken auf die Haut und lassen sie zu einem Spiegelbild Ihres Innern werden.

Eine sinnvolle Kosmetik muß immer die Gesunderhaltung oder Gesundung des Gesamtorganismus einschließen. Eine positive Lebenseinstellung, Freude und Entspannung, aber auch Erfolgserlebnisse und damit die Möglichkeit zur Selbstbestätigung und Selbstverwirklichung werden Ihr Aussehen positiv verändern.

Danksagung

Folgenden Personen möchte ich für ihre Hilfe, ohne die das Buch in seiner vorliegenden Form nicht hätte erscheinen können, herzlich danken:

Iris Woelki, Anke Bartner und Marc Rudnik, die sich für die Fotos als Modelle zur Verfügung stellten;

Margret Ruch und Franz-Josef Greiffer, die die Fotoaufnahmen machten;

Jörg Kussauer und Petra Schulte, die zusammen mit Margret Ruch das Sportstudio »Sport-Forum« (Herzogstr. 63–65, 4650 Gelsenkirchen, Tel. 0209/493012) betreiben, in dem die Aufnahmen gemacht wurden und in dem ich meine Meisterschaftsvorbereitungen bestreite.

Norbert Traeder

Das Bodybuilding-Handbuch

Mit vielen Fotos
DM 12,80
ISBN 3-442-10443-2

Das umfassende Handbuch über den Bodybuilding-Sport und über Bodybuilding als Lebensweise – mit den Themen Fitneß, Ernährung, Psychologie, Trainingsprogramme, Sportmedizin, Wettkampfvorbereitung.

»Das Bodybuilding-Handbuch« beschreibt, wie Bodybuilding auf allen Stufen vernünftig und gesund betrieben werden kann: Von demjenigen, der es nur für seine persönliche Fitneß als Konditions- und Krafttraining durchführt, bis hin zum angehenden Wettkampf-Bodybuilder.

Goldmann Verlag

DIE SELBSTBEWUSSTE FRAU

ANNE DICKSON
frau sein

Selbstfindung
Selbstvertrauen
Selbstbewußtsein

10956

ANNE DICKSON
Die Harmonie der Innenwelt

Die neue Sexualität der Frau

10996

GOLDMANN

Liebe und Sexualität

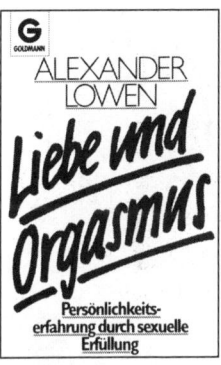

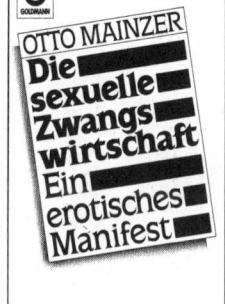

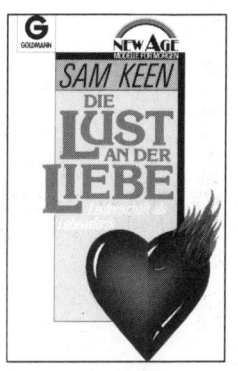

Alexander Lowen
Liebe und Orgasmus
11356

Otto Mainzer
Die sexuelle Zwangswirtschaft   11409

Sam Keen
Die Lust an der Liebe
14027

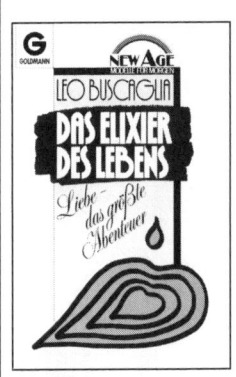

Leo Buscaglia
Das Elixier des Lebens
14021

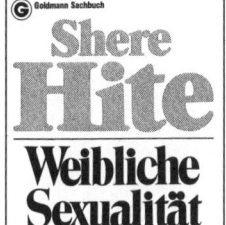

Shere Hite
Weibliche Sexualität
11185

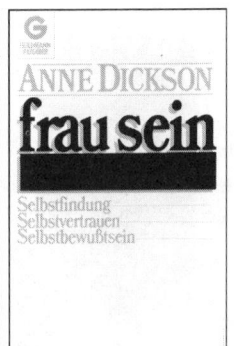

Anne Dickson
Frau sein
10956

GOLDMANN

PROFESSIONELLE ANSICHTEN

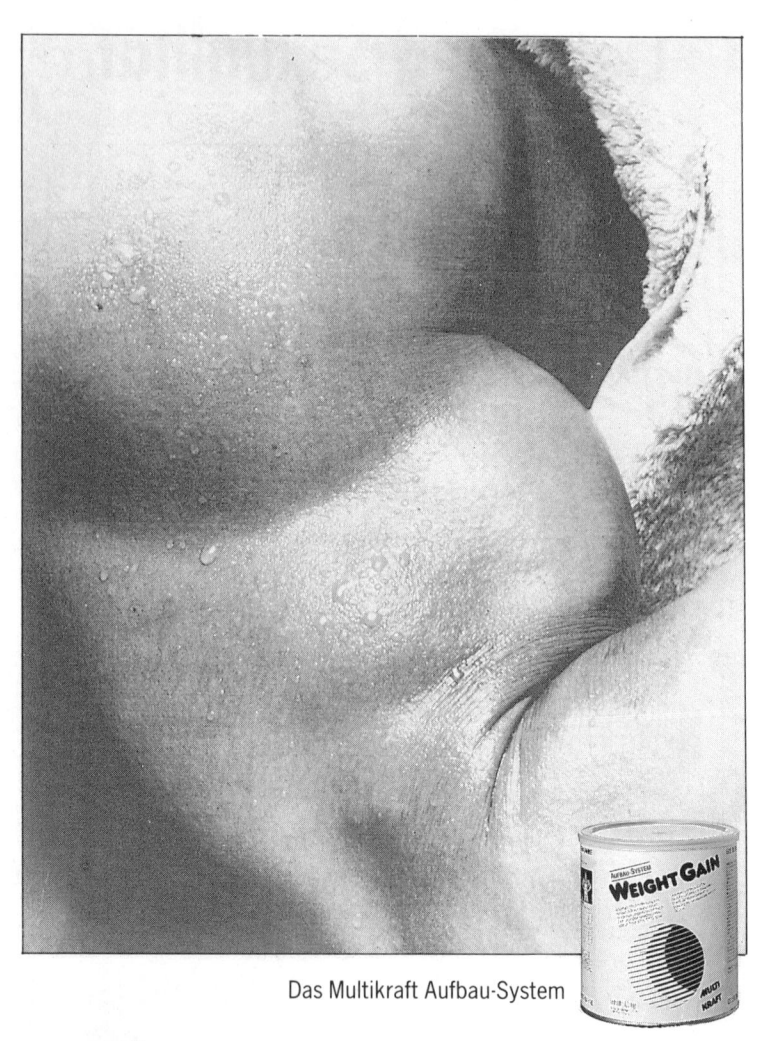

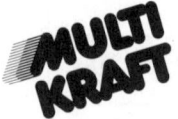

Das Multikraft Aufbau-System

MULTI KRAFT   DIE NR. 1 IM SPORTSTUDIO